中国农民卫生保健丛书

卫生部、科技部送卫生科普知识下乡工程

# 营　　养

陈　伟　主编

编　者（按姓氏笔画排序）

于　康　刘鹏举　刘燕萍

李　宁　陈　伟

中国协和医科大学出版社

**图书在版编目（CIP）数据**

营养／陈伟主编．—北京：中国协和医科大学出版社，2007.5

（中国农民卫生保健丛书）

ISBN 978－7－81072－916－1

Ⅰ．营…　Ⅱ．陈…　Ⅲ．营养卫生－基本知识　Ⅳ．R15

中国版本图书馆 CIP 数据核字（2007）第 065796 号

中国农民卫生保健丛书

**营　养**

---

主　　编：陈　伟

责任编辑：李春宇　吴　磊

---

出版发行：中国协和医科大学出版社

（北京东单三条九号　邮编 100730　电话 65260378）

网　　址：www.pumcp.com

经　　销：新华书店总店北京发行所

印　　刷：北京佳艺恒彩印刷有限公司

---

开　　本：787×1092 毫米　1/32 开

印　　张：4.25

字　　数：50 千字

版　　次：2007 年 5 月第一版　2012 年 4 月第十五次印刷

定　　价：10.00 元

---

ISBN 978－7－81072－916－1/R・909

---

# 卫生部、科技部送
# 卫生科普知识下乡工程

## 《中国农民卫生保健丛书》编委会

# 序

在一年一度的全国科技周来临之际，“振兴老区、服务三农、科技列车井冈行”的列车启动了。为了配合这次活动，卫生部和科技部组织专家编写的一套《中国农民卫生保健丛书》也将随着这辆列车送往革命老区。

改革开放以来，农村广大群众的生活有了很大改善，医疗水平有了一定的提高。但是，农村的医疗卫生条件、农民的个人卫生意识与城市相比仍然有很大的差距。农民保健知识十分贫乏，自我保健意识不强。农民因病致贫、因病返贫的现象依然存在，在一定程度上影响了农村经济的发展。党的十六大报告指出，我国城乡二元经济结构还没有改变，地区差距扩大的趋势尚未扭转，贫困人口还为数不少；并提出，我们要在本世纪头二十年，集中力量，全面建设惠及十几亿人口的更高水平的小康社会，使经济更加发展、民主更加健全、科教更加进步、文化更加繁荣、社会更加和谐、人民生活更加殷实。小康社会的重要标志之一，就是全民健康水平的提高。我国百分之八十的人口在农村，只有农民群众的健康水平提高了，才能进入全面小康社会。

为了提高广大农民的健康水平，科技部政策法规与体制改革司、卫生部科技教育司商定，开展农村卫生科普需求及传播方式研究。自2004年5月科技周以来进行了有代表性的五省区卫生科普调研（以中原地区和少数民族地区的农村、农民、城乡结合部为主）。根据调研的结果，组织专家编写并出版了这套丛书。我相信，这套丛书的出版，一方面会给农民群众带去健康知识和科学的生活理念，从而提高农民群众的防病能力，另一方面会给出版界带来一定的示范效应。我希望有更多的出版社加入到这个行列中来，为农村居民出更多更好的书。

卫生部副部长：[signature]

# 不要重蹈“城里人”的覆辙

## （代前言）

短短二十几年的时间，中国人民从吃不饱，穿不暖一跃成为富裕型居民，尤其是生活在城市里的人们不再为下一餐有没有吃的食物发愁，而开始为“吃什么”而担忧。“吃”与健康的关系，早为人们所熟知。早在唐朝，名医孙思邈便把食物放在很高的医序位置，在其传世名著《千金方》中提到“凡欲治疗，先以食疗。既食疗不愈，后乃用药尔。”他并不主张凡病都吃药，而要求从饮食下手，更是遵从药食同源。遗憾的是，2002 年进行的全国营养调查中发现，我国有 1.6 亿人口患高血压病，1.6 亿人血脂高，糖尿病患者估计有 4000 万人之多。这“三高”疾病带来的心肌梗死、脑出血等疾病更为家庭和个人带来了沉重的负担。其原因主要与不健康的饮食方式、越来越少的体力活动、紧张的精神压力、越来越严重的环境污染等密切关联。然而更令人担忧的是曾经被认为是“一方净土”的新农村的居民也正逐渐偏离健康，喝大酒、吃大肉、滥用化肥等，使得富裕农村或城乡结合部居民的慢性疾病的发生率已经赶上甚至超过“城里人”，而且发病的年龄越来越低。这一切对于急需经济腾飞的农村来说，无疑是挂上了沉重的枷锁。

为此，我们借助这样一本小书，告诫广大农民朋友，学习科学饮食知识，避免危害健康的不良习惯。我们将一些常见食物的营养知识告诉您，帮助您正确地选择食物，防止病从口入。借鉴“城里人”发展经济的宝贵经验，摒弃他们的不良生活习惯，远离慢性疾病，切莫重蹈“城里人”的覆辙。

编　者

2007年4月

# 目 录

# 合理营养让人人活过 99

“健康长寿”是每个人的梦想，却并非人人都能做到。近年来，随着生活水平的提高，人们的平均寿命比解放初期高了近一倍，上海地区人群的平均寿命已经近 80 岁。同时，每年百岁老人的数量也在不断攀升。可以说，我们的梦想已经并不遥远。有趣的是，世界上几个百岁老人聚集的地区都不是在富裕的城市，

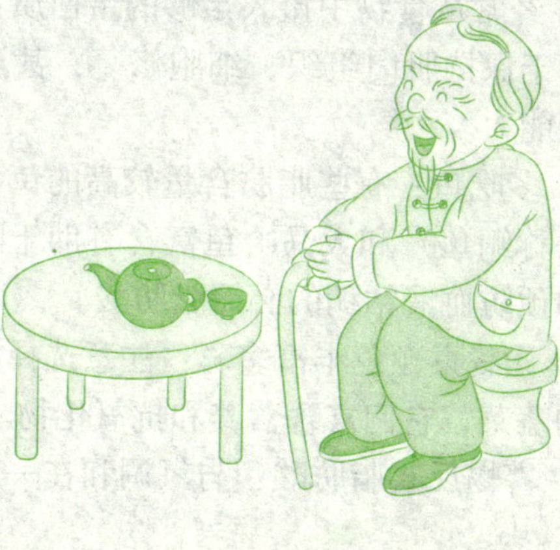

而无一例外都在山清水秀、空气清新的农村或山区。从这一角度来看，农村朋友们更有资本谈“长命百岁”。世界卫生组织的维多利亚宣言就“健康”的理念提出四大基石，即合理营养、适量运动、戒烟限酒、心理平衡。这第一块基石就是合理营养，足见营养的重要性。其实并不像有些人想象中“营养”是有钱人的专利，只有吃饱饭以后才有资格讲营养。事实上，营养就藏在您的一日三餐中，经口吃进去的东西都是营养，而如何做到吃的营养，就是您要通过本书来学习的。曾在一篇文章中提到“健康活到99”的43条生活守则，其中有10条是与营养相关的，我们把它摘录出来供您参考，看看能做到其中几条?

1. 经常从食物中摄入足够的蛋白质：蛋白质有助于保持肌肉组织、细胞修复，甚至能提高思维能力。

2. 多吃鱼：有些脂肪含量较高的鱼，如鲐鱼（又称鲭鱼）和大马哈鱼富含有助于降低胆固醇和预防血液粘稠的必需脂肪酸。

3. 让餐桌颜色丰富多彩：注意选择深色的水果和蔬菜，它们富含营养和抗氧化物。

4. 警惕反式脂肪酸：与氢调和在一起的植

物油被广泛用在各种精加工的熟食中，特别是在蛋糕、点心中，这些食物使人易患心脏病、糖尿病。

5. 选择燕麦等富含可溶性纤维的食物：可降低胆固醇，减少患心脏病的危险。

6. 多吃点西红柿：西红柿富含营养丰富的番茄红素，具有预防心脏病和某些癌症的功效。

7. 多吃点花茎甘蓝科蔬菜：如卷心菜、菜花等，它们富含维生素C、类胡萝卜素、叶酸，有预防心脏病和抗癌的作用。

8. 适当来点坚果：每天1小把杏仁可以使心脏病的危险降低10%。

9. 别忘了喝酸奶：酸奶是蛋白质和碳水化合物组合的最佳来源，而且含有有益于肠道的菌类。

10. 饮水有保证：几乎身体所有功能的正常运转都依赖充足而可靠的水分摄入。

也许您暂时还无法理解这其中的很多营养学名词，但是通过本书的讲解，您就会明白其中的奥秘。中国营养学会在1997年推出了《中国居民的膳食指南》，目的也是宣传合理营养膳食的作用，以及选择食物的方法。著名的健康教育专家洪昭光教授更是根据合理营养的原则总结出一句顺口溜，简单易行，终生受益，即“一、二、三、四、五；红、黄、绿、白、黑”。

这里的“一”是指的“每天喝1袋牛奶”。中国人膳食有很多优点，但也有一个明显的缺点，就是钙摄入不足。缺钙的人容易发生骨痛、背驼，严重者会发生骨折。每人每天需要约800毫克钙，而我们多数人的饮食仅能提供500mg钙，如果每天补充1袋牛奶，正好可以补齐。现在很多家庭都只有一个孩子，家长对子女很疼爱，但疼得不得法，给孩子买燕窝，买鳖精等各种补品，其实都不如牛奶和清水的营养。有些人一喝牛奶就拉稀，可以改喝酸奶或豆浆。

“二”是250~350克碳水化合物，相当于6~8两的主食。这不是固定的，比如有些年轻人干活挺重，就要一斤半；有些女同志呢，胖胖的，工作量很轻，3两就够了。因此主食吃多少关键看您的体力活动程度。

“三”就是3份高蛋白。人不能光吃素，也不能光吃肉。蛋白不能太多，也不能太少，3~4份就好。一份就是1两瘦肉或者1个大鸡蛋，或者2两豆腐，或者2两鱼虾，或者1两鸡或鸭，或者半两黄豆。比如说，我今天早上吃一个荷包蛋，中午我吃一个肉片苦瓜，晚上吃2两豆腐或2两鱼，这一天3~4份的蛋白不多也不少。

“四”就是四句话，即“有粗有细，不甜不咸，三四五顿，七八分饱。”粗细粮食搭配着吃，一个星期吃三四次粗食，棒子面、老玉米、红薯这些粗细粮搭配，营养最合适。“三四五顿”是指每天吃的餐数，“七八分饱”则是长寿的秘诀。

“五”就是500克蔬菜和水果。大家都知道，患癌症是令人痛苦的，尤其是晚期癌症。预防癌症的最好办法，就是常吃新鲜蔬菜和水果，这能减少一半以上患癌症的几率。河南林县是全世界食管癌发病人数最多的地方。近些年，当地人注意补充维生素，多吃新鲜蔬菜和水果，食管癌患病率明显下降。每天吃8两蔬菜2两水果，可有效预防癌症。

以上讲的是“一、二、三、四、五”。那么什么是“红、黄、绿、白、黑”呢？它们是平衡膳食的有益补充。

“红”是红葡萄酒、西红柿、红辣椒。每

天一个西红柿，男同志患前列腺癌的危险可减少45%。如果没有病，没有脂肪肝，没有冠心病，少量喝点红葡萄酒可以降低心血管的危险。红辣椒中含有丰富的维生素C。当一个人情绪低落时，吃点红辣椒可以改善情绪。

“黄”是指胡萝卜、西瓜、红薯、玉米、南瓜。这些食物中富含维生素A。补充维生素A，可以使儿童增强抵抗力。中国人的膳食容易缺少维生素A，这使得小孩容易感冒、发烧，中年人容易得癌症、动脉硬化。

“绿”是指绿茶。绿茶中含有一种抗氧自由基，能减缓老化，使人越喝越年轻。多项科学研究证明，绿茶中的茶多酚能够减少肿瘤及动脉硬化的发生，提高身体抵抗力。

“白”是燕麦粉、燕麦片。燕麦片中有丰富的可溶性膳食纤维，长期食用能够减少大肠癌及心血管疾病发生的机会。

“黑”是黑木耳、黑豆、黑芝麻。它们含有丰富的蛋白质、铁质，有助于改善贫血状态。

小贴士

## 菠菜豆腐能一起吃吗？

菠菜炒豆腐是丰富多彩的中国菜肴中非常传统的一种素菜。由于菠菜号称“百菜之王”，含有较多量的维生素和矿物质，每100克中含蛋白质2.4克，碳水化合物27克，钙72毫克，磷53毫克，铁1.8毫克，胡萝卜素3.87毫克，抗坏血酸39毫克，其中胡萝卜素含量为白菜的数倍，而且极易为人体吸收利用。铁的含量也很高，吸收率可达50%，对贫血的患者有益。而豆腐更被誉为“植物肉”，含有较高质量的蛋白质，可以在一定程度上代替动物肉类，而且在加工时加入盐卤，而成为钙的良好来源。因此，豆腐与牛奶一起成为中国人补充钙质的最常用食品。但是由于菠菜中所含草酸可以与钙结合成不溶性钙盐而影响钙的吸收与利用，从而降低了钙的营养有效性，也就引出菠菜豆腐不能一起吃的说法。根据现代食品营养学研究表明：

菠菜中也含有较丰富的钙质，且其草酸的含量是有限的，而豆腐中含有大量的钙质可以中和一部分草酸并保护其他食物中的钙质。此外改进烹调方法，如先将菠菜在沸水中焯一下，使部分草酸先溶于水，滤去水后再同豆腐炒食，不仅可以增加营养效果，还能使菜色更加鲜嫩增加您的食欲呢！因此为了您的营养与健康，请放心选用菠菜炒豆腐。

# 重新"学"吃饭，注意饮食宜与忌

## 话说"劳苦功高"的主食

在我们的日常膳食里，谷类被称作"主食"，一日三餐都离不开它。常见的谷类有大米、小米、小麦、高粱、荞麦等等。谷类对人的最大贡献就是供给我们身体所需要的能量。每当我们吃进 50 克米或者面所制作的米饭、馒头、面条或粥类，就可以从中获得约 730 千焦尔（175 千卡）的能量。在人类进化的过程中，谷类提供了充足的能量，保证了人类大脑的进化，说其"劳苦功高"并不为过。谷类还提供相当数量的 B 族维生素和矿物质，以及少量的膳食纤维。目前我国居民膳食中 60% ~ 80% 的热能是由谷类提供的。以肉类和油脂为

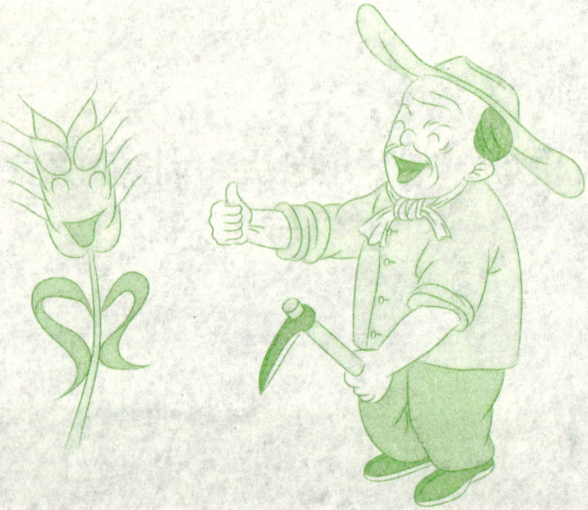

主要能量来源的西方膳食正面临高发生率的冠心病、高脂血症的严峻挑战。英美科学家均看好东方膳食的益处，建议其国民增加谷类食物的摄入。

### 稻谷是个宝，粗细两重天

稻谷又名水稻，脱皮后就是我们食用的大米，目前已经成为我国南北方通用的主食。“金色稻谷黄灿灿，入口白米香喷喷”。自古以来，我国把稻分为“籼、粳、糯”三类，含有淀粉、蛋白质、脂肪、维生素 B、维生素 E，以及钙、磷等矿物质。米粒中各种营养素成分的分布并不均匀，除了淀粉外，其他有营养的东西都藏在米粒的胚芽和外膜里面。因此，米粒碾得越白、越碎，胚芽和外膜碾到米糠里去的就越多。这时大白米中只剩下一个白心，营养成分损失很大。举个例子，国家标准要求每斤糙米中含维生素 $B_1$ 1.2mg，而精米中就只剩下一半了，所以除了口感比较好以外，精白米的营养实在不如糙米的营养好。如果完全以精白米为主食，可能会因缺乏维生素 $B_1$，患上脚气病，严重时表现为两腿发麻、发软和肿胀等现象，甚至不能走路。可见同样是稻谷，可真是“粗细两重天”呀。健康饮食并非需要花大价钱，而就在您的身边。

中医认为粳米粥有补脾、和胃、清肺的功用，在病后胃肠功能较弱的时候，尤其是烦热、口渴的热病，喝粳米粥有好处。可用发芽的稻谷（谷芽）治疗胃肠衰弱的患者，纠正其食欲减退和消化不良。由于其中富含维生素 $B_1$，古代名医孙思邈用它来治疗脚气病，这可比欧洲人早了 1000 多年呢。除了粳米外，糯米、紫米、黑米也都可以发挥一定的保健功效。即使是过去人们认为是废物的“稻米糠”，如今也成了“城里人”的宝贝。从米糠中可以提取米糠油，它的营养价值要超过豆油、棉籽油，还能用它为原料制造其他植物油脂。而提炼油之后的副产品，如植物钙镁、肌醇、谷维素、糠蜡等等都是很好的化工原料。生糠经榨油后变成脱脂糠，还能做良好的饲料呢，真是一举多得！您在种植稻谷时不妨多动动脑筋，科技致富吧。

## 小麦、大麦与荞麦：营养各不同

老孙让孩子去粮店买点面回来，可一去半晌却空手而归。问他原因，说是有好多种面粉不知道买哪个好。原来随着国家经济的发展，各种粮食产品在国内各地任意流通，一些原来不能在本地种的食品也都能吃到了，这就给我们选择食物带来了问题。

在我国，南方人爱吃大米，北方人则偏爱白面，这是由环境与气候条件造成的。现在这种差别已经越来越小了。我国是小麦种植的起源地之一，殷商的甲骨文上就有“麦”这个字了。古人说“小麦秋种冬长，春秀夏实，具四时中和之气，故为五谷之贵”，高度评价了小麦的价值。小麦中富含淀粉、蛋白质、糖、脂肪、B 族维生素、麦芽糖酶、卵磷脂和矿物质等。小麦的蛋白质含量比大米高，大米为7%，小麦为10.7%。与稻谷一样，小麦也是营养丰富，除了能够提供热量之外，它的外壳——“麦皮”中含有丰富的维生素$B_1$和蛋白质，有治疗神经炎的功效，中医用它来治疗虚汗、盗汗。国外的研究报道，麦糠中含有丰富的膳食纤维，把纯净的麦糠研磨成末，每天食用3次，每次一小勺，不但能够防治痔疮，还能预防大肠癌的发生。

说到大麦，最常见的就是西藏人民的主食——青稞了，“糍粑”就是用青稞加工做成。在我国，大麦既可磨粉食用，也能做药用。中医对大麦的评价是“性平凉，助胃气，为面胜小麦，而无燥热。”国外的专家把它当成宝贝，认为是降血糖的好食物，并在烤制面包、点心时广泛使用。大麦芽还可以用来治疗食欲不振、消化不良。而且炒熟的麦芽用来回奶，百试不爽。大麦芽还有一个现代功效，就是作为制造啤酒和麦芽糖的原料。

荞麦也是既能食用，也可药用，且成为糖尿病、肥胖患者的健康食品。它含有丰富的膳食纤维和维生素，能产生很强的饱腹感，让人真正做到“少吃不饿”。

## "黄金营养"话玉米

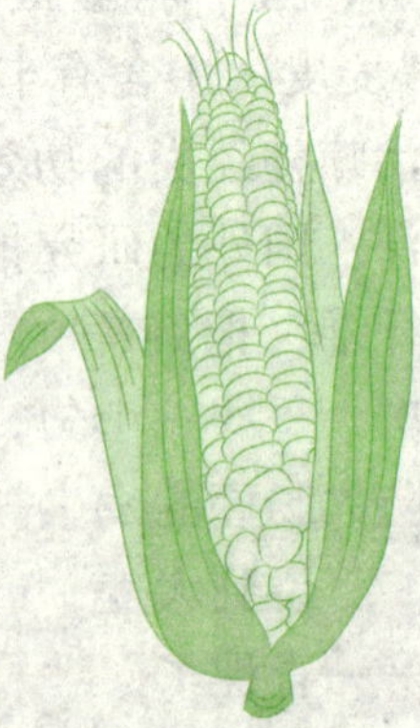

明朝正德皇帝有一次微服出访，行至一村，已是饥肠辘辘，到了一户人家，农夫端来一碗像珍珠似的食物。正德皇帝吃得十分香甜，觉得比皇宫里的山珍海味强多了，便问农夫这是何物，农夫告诉他这是"珍珠米"。慈禧太后在八国联军攻陷北京后逃难到山西，太监从农户弄来一点食物，慈禧吃得津津有味，问是什么，太监说是"珍珠米馍馍"。这里说的"珍珠米"就是我们常吃的玉米，也叫苞米、棒子等，因其颗粒如珠、色泽如玉而得名。玉米是从墨西哥和秘鲁传入我国的，由于在我国普遍食用，而被称为五谷之外的"六谷"。

就其营养价值来说，玉米也如其名，像珍珠般宝贵。它可供给人体丰富的营养。它的籽粒中含有较多的蛋白质、脂肪、糖类、维生素和矿物质。玉米胚的脂肪含量达50%，蛋白质和维生素的含量也高于大米。玉米中特有的胶蛋白占30%，并且含有肉中才有的清蛋白达20%。不过玉米中缺少一些重要的氨基酸，如色氨酸等。在豆类、大米中则含量较高，如果能混合吃，就可弥补这一缺陷。玉米中含有丰富的维生素A和维生素E，对视力和大脑有益。玉米中含有的维生素B族和铁质高于大米的2~4倍。

玉米也为中医所看好，玉米须有很好的利尿、降压作用，也是有效的利胆剂。同时，用玉米做原料加工的食物也被广泛应用。从玉米胚中可以榨出玉米油，其亚油酸含量高达60%，还含有卵磷脂。长期食用玉米油，可降低血胆固醇并软化血管。

需要注意的是，玉米受潮后易发霉，容易受黄曲霉菌的污染，产生黄曲霉毒素。后者是很强的致癌物质。因此应注意玉米的保管，勿使其受潮发霉。

## 红薯是个宝

每年秋收后，个儿大喜人的红薯到处堆积如山，给人们带来丰收的喜悦。在过去不能登大雅之堂的红薯，今天却有了广阔的前途，除

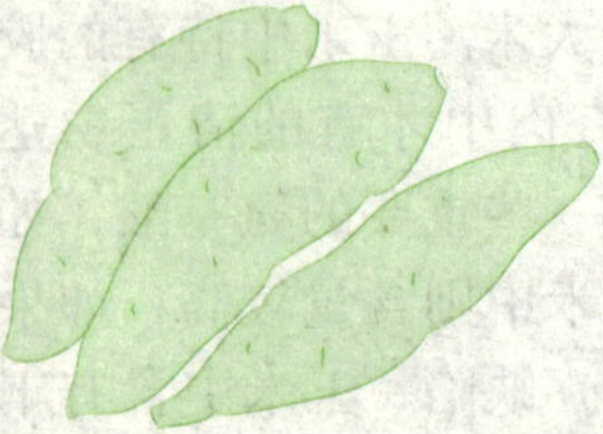

了食用外，它在工业、医药用途方面占有重要的位置。说“红薯是个宝”真是千真万确。

红薯的老家在美洲，在我国已有近400年的种植历史，而且品种不断改良，光颜色就有白、黄、桔红、紫红等。红薯的营养很丰富，可提供大量热能，还容易被人体消化。每1斤红薯含碳水化合物140克、蛋白质10克、粗纤维2.5克、脂肪1克，还有丰富的矿物质。其维生素A、B族维生素、维生素C和维生素PP（尼克酸）的含量都比其他粮食高，这些成分能帮助人体保持酸碱平衡，有益于健康。

红薯既能当粮食，又可当菜吃，还能制成淀粉、粉条、饴糖、酒、醋等。在工业上用来造酒、人造纤维等。连红薯叶都是很好的绿色蔬菜，可用来炒食、凉拌。由于富含膳食纤维，具有通便效果，因此还能降低血浆胆固醇含量，对防治血管硬化有利。

红薯也有缺点，有人吃后会引起烧心、反酸、肚胀、排气。这是因为红薯中含有“产气酶”，在胃和肠道中产生大量二氧化碳，使人感到肚胀，甚至打嗝。同时，红薯中较高的糖分使胃内产生大量酸性物质，让人感到烧心、吐酸水。多余的糖分和纤维到肠道中发酵也会产气。要克服这个缺点很容易：一方面尽量将红薯蒸熟、煮透，先把水烧开，再将红薯上笼或下锅，待蒸汽上来后，改用小火蒸煮 40 分钟即可，这样红薯不但好吃，而且可将“产气酶”破坏，减少二氧化碳的产生。另一方面应注意吃法，一次不要太多，最好与米、面搭着吃。第三是适当加工，用少量食盐溶于清水中，把切开的红薯放入水中浸泡 10 分钟，捞出来，再用清水冲一下，然后蒸煮。就能避免不适了。

由于红薯在胃中产酸，有胃溃疡或胃酸过多的患者不宜多食。

## “藏有三宝”的菜肴

蔬菜水果是人们生活中重要的营养食品之一，它们具有鲜艳的色泽、可口的味道和丰富的营养成分，对人体健康起着特殊的作用。很多妇女非常喜爱这两类食物，将其作为餐桌上的重要组成。

在营养学上，果蔬藏有三宝，即维生素、无机盐和膳食纤维。首先，新鲜的水果蔬菜中都含有丰富的维生素，是膳食中胡萝卜素、维生素 C 和 B 族维生素的重要来源。所有绿叶蔬菜和深黄色蔬菜，如胡萝卜、黄色倭瓜、黄花菜等都含有丰富的 B 族维生素。但是白色蔬菜，如菜花、白萝卜含胡萝卜素则很低。所有的新鲜果蔬，如青柿椒、菜花、苦瓜，以及各种水果，如酸枣、猕猴桃、山楂、柑橘等中均含有丰富的维生素 C。

蔬菜水果也是人体无机盐的重要来源。特别是其所提供的钙、磷、钾、镁、铁、铜、碘等，参与人体重要的生理功能。绿叶蔬菜比瓜类蔬菜含有更多的矿物质。油菜、小白菜、芹菜、雪里蕻等也是钙的良好来源。它们在体内最终的代谢产物呈碱性，能够协助保持酸碱平衡以维持体液的稳态。

蔬菜水果中还含有各种各样的膳食纤维，在体内促进粪便排出，减少胆固醇的吸收，维护身体健康并预防动脉粥样硬化。

## 白菜豆腐“保平安”

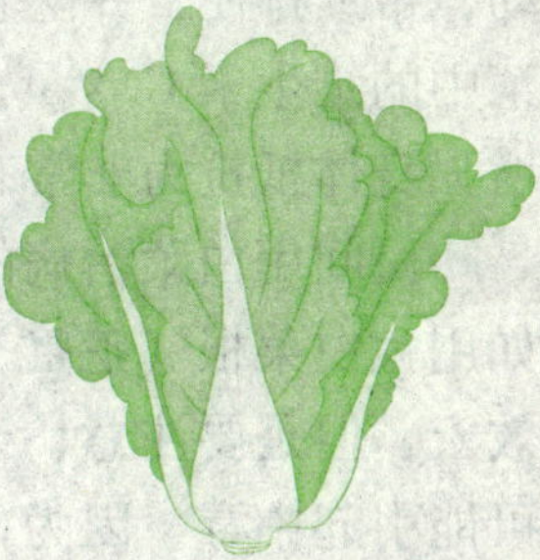

有个民间谚语：“大白菜是一宝，家家户户离不了，宴席会餐用得上，家常便饭少不了。”在困难时期，白菜更是被誉为“救命之菜”，尤其在北方，它是冬天的“储备必需品”。白菜有个大家族，它的“兄弟姐妹”四季常青，终年供人们食用。春天的油菜和黑白菜，夏天的小白菜，秋天的瓢菜、洋白菜，冬天的大白菜等等。特别是常说的大白菜，俗话说“种一季，吃半年”，它在我国北方地区仍是秋、冬、春三季市场供应的主要品种。

现在，人们只是知道“白菜”这个名字，但对其历史却知之甚少。其实，它是我国资格最老的一种蔬菜，其历史甚至比粮食作物还要古远，在古时被称为“菘”。距今六七千年前的人类文化遗址中就曾经出土过“白菜籽”。几千年来，白菜一直受到人们的喜爱，久吃不厌，民间谚语有“好菜不过白菜心，老实不过庄户人”，并有“白菜豆腐保平安”的古话。白菜中含有丰富的膳食纤维，能够促进肠壁蠕动，帮助排便，并防止发生结肠癌。此外，白菜中的维生素 C 含量也不低，对防治坏血病和增强身体抵抗力非常有益。

民间用白菜治病的单方也很多，最常用的如用大白菜根（疙瘩）煎汤治伤风感冒，药简效宏。但是要注意，千万不要吃烂白菜，吃了可能引起中毒。因为白菜腐烂后，其含有的硝酸盐就变成有毒的亚硝酸盐，可以使血液中的低铁血红蛋白变成高铁血红蛋白，使血液丧失了载氧能力，让人缺氧而中毒。同样道理，刚刚腌过的大白菜也不宜食用，大量食用可能使人中毒致死呢。

### “吓人的营养宝贝”——番茄

番茄也叫西红柿、洋柿子，它的老家在秘鲁和墨西哥的森林中，是一种野生浆果。以前，当地人把它看成有毒的果子，叫它“狼桃”，尽管色泽鲜艳却无人敢吃一口，

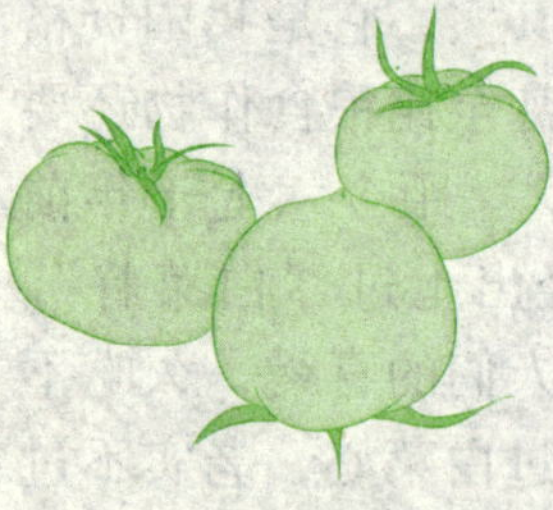

始终作为花果点缀之物。直到18世纪末，法国一位画家冒着中毒致死的危险，壮大胆子试吃了一个，并穿好衣物躺在床上静等“死神”的来临。谁知一天天过去了，并未感到不适，后来又再吃，依然平安无事。这位画家就马上四处宣传，于是吃的人逐渐多起来。番茄传入我国大约在明朝，当时只是当成观赏植物，拿它来吃的历史不过百年。可是它却很快成为蔬果中的“后起之秀”，倍受人们宠爱。

番茄的营养非常丰富，每斤番茄含有蛋白质2克，碳水化合物9克，钙38毫克，铁2毫克，以及各种维生素A、C，还有B族维生素等。此外，它还含有丰富的苹果酸、柠檬酸、番茄素等。其中，维生素PP（尼克酸）的含量在蔬果中排名第一；维生素A的含量是莴笋的10倍；维生素C的含量则相当于2倍的苹果、3倍的香蕉。并且由于有丰富的有机酸保护，番茄中的维生素C不易被破坏而损失较少。据统计，每天吃上2~3个西红柿就能满足全天的微量元素和维生素的需求。正是番茄丰富的营养素含量，使得其保健身价大增。丰富的维生素PP能够保护皮肤健康，治疗癞皮病。高含量的维生素C有助于防止坏血病，保护牙龈。丰富的维生素A能够保持皮肤弹性，防止小儿佝偻病。

番茄的烹调方法众多，从凉拌到蒸、煮、炒、烤，都是美味的选择。夏天，还可以将番茄切片熬汤，当茶喝，既解渴又防暑。

## “赛人参”——胡萝卜

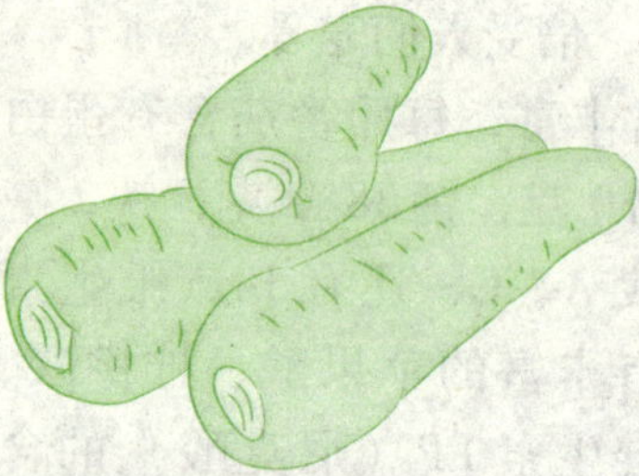

胡萝卜原产于欧洲寒冷干燥的高原地区，明朝时候经西亚传入我国。由于当时对西亚地区统称为“胡”，就在萝卜之上加了一个“胡”字。这就和近代把纸烟叫“洋烟”，把火柴叫“洋火”差不多。因为其很高的营养价值，在我国民间，胡萝卜被誉为“小人参”、赛人参”。一方面胡萝卜形同朝鲜的人参，另一方面其营养丰富，物美价廉，而且有药理性作用。因为胡萝卜颜色是红的，又称红萝卜，既可做菜肴，又能与粮食一起吃，还可制成咸菜或糖渍。胡萝卜可生食、炒食，与牛肉、羊肉共炖，尤其鲜美。

在营养学方面，胡萝卜有两个特点，一是含糖量高于一般蔬菜，并有芳香甜味；二是含有丰富的胡萝卜素，人体摄入后可转变为维生素 A，具有保护眼睛和皮肤健康的作用。缺乏维生素 A 会使皮肤粗糙，容易患夜盲症、小儿软骨症。胡萝卜中含有的胡萝卜素在高温下可保持不变，易于被人体吸收利用。

胡萝卜所含有的糖分多为多糖和蔗糖，它们在肠道消化酶的作用下转变为葡萄糖和果糖，容易被人体吸收。同时，胡萝卜甜脆可口，可以代替水果，可单纯炒吃或配肉炖菜，做成包子馅也可，与大米、小米、玉米一起熬粥，也是不可多得的美味。

胡萝卜除了含 9 种氨基酸和十几种酶以外，还含有人体必需的矿物质，其中钙、磷是组成骨骼的主要成分；铁和铜是合成血红素的必备物质。胡萝卜中的粗纤维能刺激胃肠蠕动，有益于消化；所含的挥发油具有芳香气味，能增强消化和杀菌作用。现代医学研究发现，胡萝卜还有降压、强心、抗炎和抗过敏作用。由于胡萝卜含有丰富的钾，有助于使血压下降。胡萝卜花中的槲皮素还有助于增加冠状动脉血流量，降低血脂。

值得注意的是，胡萝卜素要和少量的油脂一起食用才更容易吸收。希望您能够把胡萝卜当作最好的营养食品，让它经常在您的餐桌出现。

## 补血又补铁——黑、白木耳显功效

美国学者哈默斯在研究人体血液凝结的实验中，偶然发现在一位受试者血液中没有按照正常的情况凝结。他便找到这份血标本的主人，了解到此人在取血前吃了一盘中国川菜，木耳烧豆腐（麻婆豆腐）。哈默斯随后又研究了4个人，让他们在吃这一菜肴后8个小时抽血，结果发现他们的血液同样凝结很慢；而另外4个人吃不加木耳的豆腐，血液却如常，没有变化。他在国际著名医学杂志中发表了这一成果，认为黑木耳能影响血液的凝结。他说，“有趣的是，我们可以预期，木耳（经常和大葱、大蒜用在一起）可能有一种特性，对缓解冠状动脉粥样硬化有好处。”这里的主角“木耳”也从此成为营养保健的明星，风靡全世界。

木耳有黑、白之分。黑木耳又名黑菜、桑耳、木茸，属于野生食用菌，在食用菌中占据重要位置。一般生于桑、槐、柳、榆树上，黑褐色，质柔软，外形似人耳，因而得名。由于营养丰富、滋味鲜美，黑木耳而被人们誉为“素中之荤”。黑木耳中含有丰富的蛋白质和铁，每天食用可以补铁又补血。中医认为黑木耳有滋养、益胃、活血、润燥的功效，就用来治疗女性月经过多或鼻出血不止等。

白木耳又名银耳，也是附木而生。因其色白如银，状似人耳而得名。白木耳中含有对人体有益的植物胶质，是天然的滋补剂，自古以来被作为延年益寿的珍品。可以凉拌，也能与白糖同炖，或做成罐头。中医认为白木耳有清热、润肺、生津、养胃、补脑的作用。对于肺热咳嗽、痰中带血、便秘，以及高血压、冠心病等均有良好效果。但需要注意食品安全的问题，时下野生的白木耳极少，一些无良商人将人工养殖的银耳用硫磺蒸或者甲醛泡来取得良好的色泽。人们在购买、食用时要注意辩别，以免中毒。

## “植物肉”的保健功效——大豆

我国的豆类按其营养成分含量的不同，可分为两类，即大豆类和大豆以外的其他干豆类。前者有黄豆、青豆和黑豆，在所有的豆类食物中其营养价值最高，含蛋白质量多、质高，所含的脂肪比普通豆类高十几倍，所含矿物质和维生素也较多。后者有赤豆（红小豆）、绿豆、白扁豆、芸豆、豇豆、豌豆、蚕豆等，其脂肪含量很少，只占 1%，蛋白质含量在 20% ~25%，碳水化合物的含量相当高，为 55% ~60%。它们能够补充普通谷类缺乏的赖氨酸，还可提供矿物质和 B 族维生素。

大豆类的蛋白质含量高达 30% ~50%，而且品质非常好，富含人体需要的 8 种必需氨基酸，是植物性食品中惟一可与动物性食品相媲美的高蛋白食物，而价格却比肉、蛋、乳类低几倍，所以有“植物肉”的美称。大豆中的脂肪含量达 18%，且富含不饱和脂肪酸，易于消化吸收，并有降低血清胆固醇的作用。豆油中还含有丰富的磷脂，对生长发育和神经活动都有重要作用，其中大豆卵磷脂可促进肝中脂肪代谢，防止脂肪肝的形成。它所含有的植物固醇不被人体吸收，且能够抑制动物胆固醇的吸收。大豆还富含无机盐中的钙、磷、钾、铜、铁、锌及 B 族维生素和维生素 E 等。

大豆的好处实在太多了。需要注意的是，

大豆也含有极少量不利于健康的物质，食用时应将其去除。例如，将豆浆或黄豆充分加热煮沸后食用，可破坏其容易引起腹泻、腹胀的皂角素；将黄豆用水浸泡后再煮食，可破坏其胰蛋白酶抑制素等。此外，黄豆有一层硬而厚的细胞壁外壳，这使黄豆不易被消化酶分解，如果制成豆腐、豆腐脑、豆浆和其他豆制品就会使豆类的消化率大为提高。

## 多味多彩的葱、姜、蒜

体弱多病的王大哥近日登门拜访了一位百岁老人，向老人请教健康长寿的秘诀。王大哥还以为老人会长篇大论地说一大套，没想到老人只简简单单地说了几句话："身体健，吃葱蒜；有生姜，吃饭香。""常吃葱蒜姜，身体保健康"?! 王大哥听着觉得挺有意思，

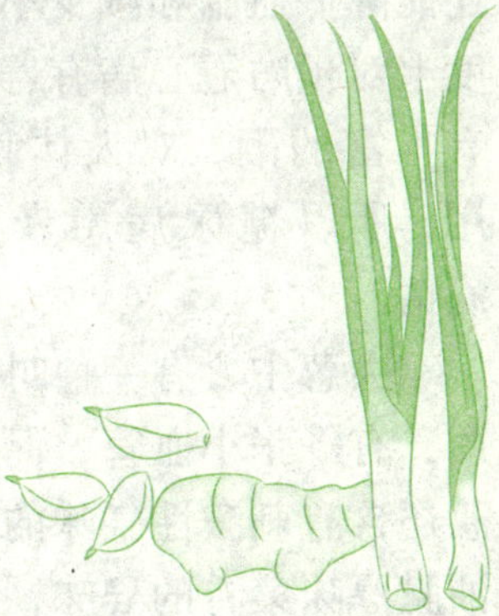

又跟老人聊了会儿，了解到老人基本上每天都吃一些葱、蒜，并且经常吃生姜。王大哥不明白其中道理，心想：自己平时不怎么喜欢吃这些东西，到底老人说得对不对呢？想到这儿，他决定去找一位营养学专家好好地咨询一下。拜别老人后，王大哥就来到了一家大医院的营养咨询门诊问其中的道理。营养医师听完后说："老人说的话是有一定的道理的。葱姜蒜虽然是日常用的调味品，但它们对身体确实有一定的益处……"

大蒜有很强的杀菌能力，据说其杀菌能力可达到青霉素的1/10，对病原菌和寄生虫都有良好的灭菌作用，可以起到预防流感、防止伤口感染、治疗感染性疾病和驱虫的功效；大蒜还能降低血脂和减少小血栓的形成，在一定程度上对预防冠心病有着积极的作用；大蒜中含有丰富的硒，对人体胰岛素的合成有一定作用，所以糖尿病患者多食大蒜有助于减轻病情。

大葱中含有一种叫做"前列腺素 A"的物质，有舒张小血管、促进血液循环的功效；大葱还含有刺激性气味的挥发油，能去除腥膻等油腻厚味菜肴的异味，并产生特殊香气，刺激消化液的分泌，增进食欲。大葱中含有的挥发性辣素有较强的杀菌作用。大葱还有一定的降低血脂的作用，人经常吃大葱，能调节血液中的血脂含量。

姜也是日常生活中一种常见的调味品，也可以作为蔬菜单独食用，同时其本身还是一味中药材。姜可以使人增进食欲，增加饭量。生姜具有较强的解毒和杀菌作用，因此我们在吃鱼蟹等水产品时，放些姜不但可以改善水产品的口味，还可以起到杀菌的作用。姜对感冒的防治也有一定的作用。人在感冒时喝些姜汤有助于恢复。另外姜进入人体后，可以产生一种抗氧化酶，对一些癌症有一定的预防作用。经常吃姜还能减少老年斑的产生，会让人显得年轻。

虽然葱姜蒜有上面的好处，但是不能吃得过多。患有胃肠道疾病，特别是有溃疡病的人不宜多吃，因为它们能促进消化液的分泌，在一定程度上会加重溃疡病。另外，过多食用葱和蒜还可能会影响视力。还有需要提出的是，变质的姜是不能食用的，因为姜变质后会产生致癌物。

王大哥听完营养医师的解释后，感叹道：

"葱、姜、蒜原来还有这么多的好处，以前我基本上都不吃这些东西，看来以后我要多吃一些了。我赶快给周围的邻居也讲讲去！"。

## 巧用调味品

人吃饭不仅是用来维持生命，而且还要吃得有滋、有味、有营养，能够最大程度上享受吃的快乐。调味品在其中发挥着巨大的作用。调味品能够赋予食物特殊的风味，促进人们的食欲，帮助身体消化吸收。此外，一些调味品

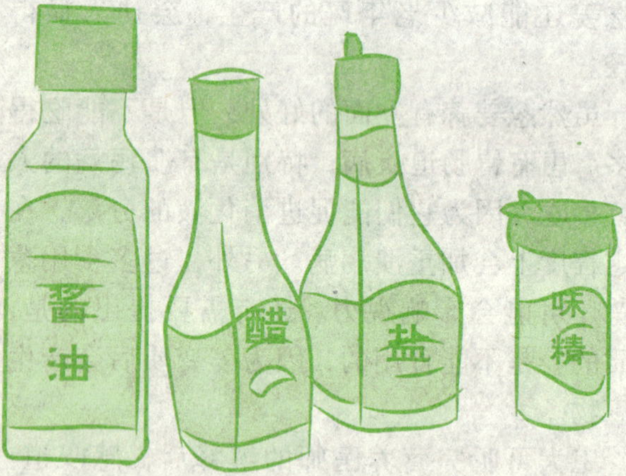

本身还具有较好的营养保健作用。

盐在古代经济中有着显赫的地位，盐的买卖一直为官府所垄断，并成为压迫、剥削人民的工具。人和动物都喜欢盐，也离不开盐。人体流出的汗液、眼泪里都含有盐，用舌头舔舔都是咸的。一个60公斤体重的人，体内就有100多克盐。心脏没有盐就会影响正常跳动，肌肉缺了盐会发生抽搐，长期吃不到盐还会全身乏力。人体吃盐是为了吸取其中的钠，后者在体内可以产生“渗透压”，并影响整个细胞内外水分的流通，维持体内水分的正常分配。如果体内缺盐，胃酸就会减少。夏天出汗多，盐分也随汗水排出体外，如果不及时补充，常可引起中暑。

但是并不是多吃盐比少吃盐好。恰恰相反，盐吃得过多反而有害。一个成年人每天吃2~3克盐就足够满足身体需要了。吃了过多的盐就会口渴，大量饮水则会增加肾脏和心脏的负担。科学研究已经证实，吃盐多是导致高血压的重要原因。这在我国表现突出，北方爱吃盐的人的血压明显高于南方不爱吃盐的人。因此医学家建议，人应从婴幼儿时期开始，就养成淡食的习惯，这可以有效预防高血压病。

除了盐以外还有一些富含钠盐的食物也同样需要注意。酱油中的鲜甜味来源于其中含有的氨基酸，其中包含了人体必需的8种必需氨基酸，具有较好的营养。但是应注意，酱油中同时含有较多的钠盐，食入过多则容易导致高血压。

味精的有效成分是谷氨酸钠盐，谷氨酰胺本身是一种营养性氨基酸，对大脑代谢有帮助。但是味精中同时含有较多的钠，并且加热时间太长，温度过高，容易使味精变质，因此对有高血压和水肿的孕妇应少进食味精。

还有一些调味品本身就是中药，如桂皮、砂仁等，具有医疗保健作用。

应注意选择质量良好的调味品，并正确存放和使用。质量差的调味品不但对人体无益，而且有害健康，人食用了被产毒微生物污染的酱油，就会引起各种疾病。

小贴士

## 炒菜多放佐料不好

有的人炒菜时喜欢多放作料，如胡椒、桂皮、五香、丁香等，使菜味道更香美。其实根据美国食品药品管理局的一项调查报告指出：这些调味品中均含有一定的毒性，久食可能会改变人体正常组织细胞中的基因密码，而诱发细胞畸变，而形成癌症。另外常吃这些物质还会使人出现口干、咽喉疼痛、精神不振等副作用，诱发消化道疾病等多种病变。

## 巧吃肉、蛋

人们常说的肉类指猪肉、牛肉、羊肉、兔肉和鸡肉，以及动物内脏等，这些肉类的蛋白质含量在16%～26%之间。肉类所含必需氨基酸比较均衡，容易为人体消化、吸收、利用，

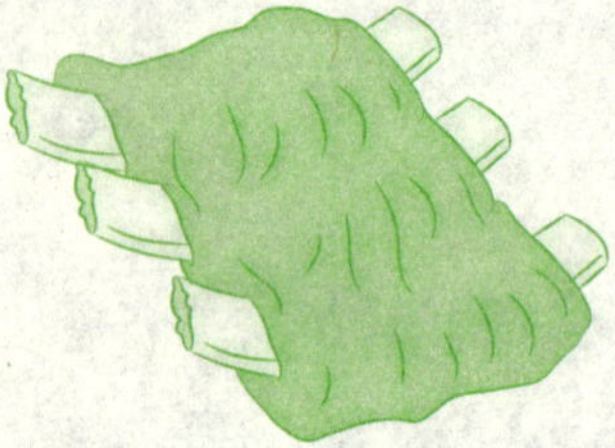

所以被认为是优质蛋白质。肉类也是人体所需要的铁、铜、锌、钼、磷、钾、镁、钠等的良好来源。此外，肉类之所以受到广大人民群众喜爱，成为人们餐桌上不可缺少的美食，是因为肉类中的含氮浸出物有刺激胃液分泌的作用，当炖汤或用油烹调时，这些物质可产生特殊的“鲜味”，能够增强人们的食欲。动物内脏也属肉类，其中肝脏的营养价值特别高，能够提供丰富的铁、维生素 A、维生素 PP（尼克酸）和维生素 $B_2$。

各种动物的肉各有特色。在猪、牛、羊肉中，猪肉的脂肪含量最多，即使是纯瘦猪肉，脂肪量也在 20% ~30%，而且多为饱和脂肪酸。牛肉的脂肪含量相对较低，蛋白质和铁、铜的含量则较高。鸡肉也是一种含蛋白质多而脂肪少的肉类，其脂肪含量仅为 2.5%，且鸡肉的结缔组织柔软，脂肪分布均匀，易于消化吸收，炖出的鸡汤，味鲜质高，常用于对孕妇和乳母的滋补。值得一提的是兔肉，它的蛋白质含量高而脂肪含量极低（低于0.4%），适于肥胖的人食用。

蛋类在我国是一种深受欢迎和重视的食品，其营养丰富，蛋白质含量高，而且鸡蛋的蛋白质是所有食物中生物价值最高的。全蛋的蛋白质消化率达到了98%，所以蛋类是天然食品中优质蛋白质的最良好来源。按我国传统习惯，鸡蛋是孕妇、乳母的理想食品。

蛋类含有人体需要的8种必需氨基酸，并且生物利用率很高。鸡蛋还含有维生素A和B族维生素等，被人体消化、吸收后能够发挥重要的生理作用。蛋类中钙的含量少，但磷的含量较多，对生长中的儿童非常重要。蛋中铁的含量也比较丰富，但其吸收利用不如瘦肉和肝脏。鸡蛋中含有约12%的脂肪，几乎全部集中在蛋黄里，容易消化吸收。鸡蛋中还含有必需脂肪酸和丰富的磷脂、卵磷脂及胆固醇，这些都是人体生长发育和代谢所不可缺少的。

鸡蛋的营养成分全面而均衡，人体需要的营养素它几乎全有，实在是一种经济实惠、营养价值高的好食品。然而当人们了解到动脉粥样硬化和冠心病患者的血中胆固醇有所增高，就对胆固醇产生了畏惧心理，害怕蛋黄中的胆固醇对身体有害，干脆连鸡蛋也不吃了，白白放弃了一种优良的食物。其实这种顾虑是不必要的，正常情况下胆固醇对人体有益无害，因此每天吃1～2个鸡蛋，或每周3～4次并不为多。

鸡蛋的烹调方法很多，不论是煮蛋、蒸蛋，还是冲蛋花、煎鸡蛋、炒鸡蛋都不会对其营养量有太大影响。需要注意的只是煎蛋时，用油量不要太多，油温不要太热就可以了。

## 每天一杯奶强壮一个民族

第二次世界大战以前，日本人因普遍身材矮小而被戏称为“小日本”。二战结束后，日本政府在极度贫困的情况下，把国际援助的奶粉用于在校儿童的加餐，保护了一代儿童免于饥饿和营养不良。与此同时，日本政府大力发展奶牛业，增加牛奶供应

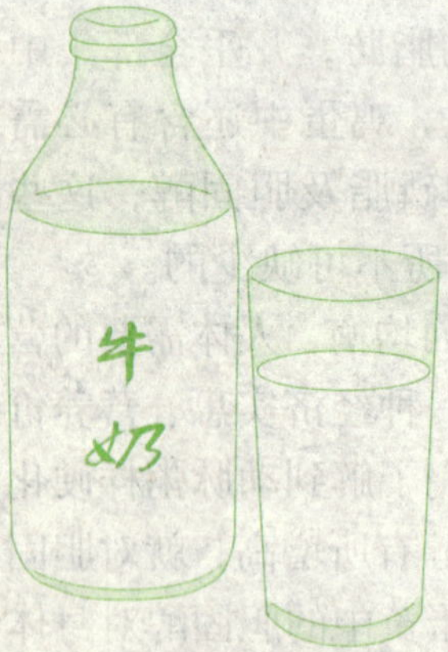

量，改善膳食结构。经过二三十年的努力，日本国民体质有了显著改善，日本新一代年轻人的身高赶上甚至超过了中国，终于甩掉了“小日本”的帽子。

同样，我们的邻邦泰国，为了改造“矮小人种”，国王、王后及其他王室成员，全部致力于儿童每天应喝牛奶的宣传，并采取积极措施，大力发展奶牛业，给儿童提供更多的奶及奶制品。经过 20 多年的努力，泰国的 18 岁男青年平均身高增长了 4 厘米。女青年增长 3 厘米，“牛奶行动”取得的成绩确实令人瞩目。

看来牛奶的营养功能还是不可小视的，牛奶被人们誉为“白色的血液”也就不奇怪了。

一袋牛奶（按 250 毫升计算）含蛋白质 7.5 克、脂肪 8 克、乳糖 8.5 克、维生素 A 60 微克、维生素 D 60 微克、钙 260 毫克。此外，还含有 B 族维生素及钾、锌、铜、碘等人体必需的矿物质和微量元素。

牛奶是除了母乳之外营养最为丰富的液体食品。常喝牛奶或吃奶制品会为我们的健康带来一系列的好处：

牛奶为我们提供优质的动物性蛋白，却不会像肉或蛋类那样带来过多的脂肪和胆固醇。牛奶蛋白质主要由酪蛋白、乳清蛋白等营养完全的蛋白质组成，其所含氨基酸种类齐全、数量充足、比例适当，适于人体构成肌肉组织，且消化率高达98%，因而它不但能维持成人健康，还能促进儿童生长发育。

牛奶的脂肪与众不同，它含有易吸收利用的短链和中链脂肪酸，熔点低，仅34.5℃；加之脂肪球颗粒极小并呈高度分散的乳融状，因此极易消化吸收。乳脂还含有人体必需的脂肪酸和磷脂，是一种营养价值较高的脂肪。

乳糖是乳类特有的碳水化合物，它能促进钙、铁、锌的吸收，还能促进肠道中某些嗜酸菌的增长，抑制腐败菌的繁殖，因而有利于肠道健康。

牛奶中的钙是所有天然食物中最易被人体吸收的。500毫升牛奶可以为我们提供每日所需钙质的86%，钙可以强健我们的骨骼，并有降低血压的作用。

牛奶中的钾可以稳定我们的血压，降低中风发生的机会。

酪氨酸是一种氨基酸，在牛奶中含量

较多。酪氨酸可以提高我们体内血清素的含量，使我们感到更加快乐。

牛奶中的乳脂肪和维生素 A 使我们的皮肤更加滋润美丽。

总之，牛奶不仅营养全面，而且价格低廉。在物质不再匮乏的今天，牛奶不应只是婴幼儿的食品，各年龄段人群都应该每天喝点奶，以利健康。

## 坚果家族的功与过

刘大爷和郑大爷是邻居，都很爱好下棋，因此两个人经常在一起下棋，渐渐的老哥俩成了形影不离的好朋友。这天，刘大爷请郑大爷到家里吃饭，郑大爷虽然和刘大爷很好，但还是第一次到他家里吃饭。刘大爷很高兴说："咱们老哥俩很谈得来，今天得喝两杯。"说着，端出了准备好的几个小菜，然后拿出了酒瓶和一个塑料袋放在桌子上，郑大爷开玩笑地抢过袋子，说："里面什么好东西呀？"打开一看，里面有花生、杏仁、核桃等，刘大爷笑着说："不瞒你说，我喝酒就爱吃这些东西，不吃饭都行，要缺了这些，还真喝不下这酒。”郑大爷听完后说：“我还当什么好东西呢，我可得说说你，你最好少吃点这些玩意，我老看电视里说吃这些东西容易长胖。一长胖，什么高血压、糖尿病全都来了。”刘大爷听完，说道：“什么呀，我听人家说了，这些东西有很高的营养，再说我也爱吃这玩意，所以我每天都吃很多。”郑大爷说：“你说得不对，电视里都说了让少吃。”刘大爷不服气地说：“你说的才不对呢，人家都说了营养高。”两人别看平时很要好，但脾气都比较倔强，就想分出谁对谁错，但谁也说服不了谁，最后二人商量决定到村里秦大夫那里问个究竟，因为秦大夫是村子里有名的好大夫，而且非常有学问。两个人饭都没吃，就去了秦大夫家。

到了秦大夫家里，二人说明了来意后，秦大夫笑着说：“你们老哥俩真像两个小孩子。那好，我就给你们说说。像花生、瓜子、核桃和杏仁这些东西，总的来说是营养价值较高的零食，比如它们含油高，其中人体必需的油含量较高，是对人有好处的。再比如，它们的氨基酸含量也较高，可以与咱们平时吃的面粉和大米有很好的营养互补作用。还有，它们的维生素和矿物质的含量也是较高的，这些东西对人身体都是非常有益处的，是其他零食所不能比的。可是这些东西虽然营养价值比较高，但是它们中大部分含有大量的油，因此热量很高，如果吃得过多，容易让人发胖。人如果发胖，就会增加一些慢性病的患病几率，比如说高血压、冠心病、糖尿病等。还有一点要注意，花生、瓜子、核桃等坚果类食品比较容易发霉。比如花生，发霉之后会产生一种致癌物质。所以，在吃坚果时一定要注意它们是否变质。总而言之，吃这些食品时要注意不能过量，要管住自己的嘴，而且要特别注意它们的质。这样吃才能吃得健康。”

刘大爷和郑大爷听完后异口同声地说：“原来坚果有好处也有坏处，不能不吃，但也不能吃过量。”他们谢过了秦大夫，高高兴兴地回家继续吃饭去了。

## 食油与健康

按说，如今人们的生活是越过越好了，吃油不用算计。可是不算计还真是不行，因为吃油的学问不少，算计不到就会出问题！

## 油吃多少才合适？

煎炒烹炸，做饭可是离不开食用油。过去每人每月吃半斤油（即每人250克/月），一天平均不到10克（也就是一小勺），现在两斤都不一定够！

一个人一天到底吃多少油才合适？

中等身材的成年人每天吃3勺油（25～30克，即半两左右），每餐用1勺油炒一道菜，就能够满足身体需要了。如果是农忙季节，劳动强度很大，可以适当增加用油量。

不提倡采用煎炸的方法来烹饪。

花生、瓜子、核桃、腰果等坚果可以用来榨油，所以也含有丰富的油脂。闲来无事拿它们来磨牙的人可要注意，嗑一两把瓜子就等于喝了一勺子油！

## 常吃菜油好不好？

靠山吃山，种油菜籽，吃菜油，种大豆，吃豆油，这很符合实际。

我们国家有悠久的食用菜油的历史，不过

这种传统在上个世纪曾经受到现代科学的置疑。我们的菜油中富含芥酸，这种物质一度被认为能导致疾病，甚至死亡，是不健康的。加拿大人也很擅长种植油菜籽，他们的油菜籽芥酸含量低，所以能够大行其道。

其实，常年吃菜油一样能够健康长寿。我们几千年的实践经验和最新的科学研究都证明，芥酸没有那么可怕。

当然，如果条件允许，我们更提倡经常变换食用油的种类，比如在葵花子油、山茶油、橄榄油、大豆油、红花油、花生油等油品中同时选择2～3种，和菜油一起搭配着吃，既能够丰富口味，又能带来更多健康。

经常大量吃猪油、羊油、牛油、鸡油或鸭油不太可取，这些动物油熔点高，常温呈固态，容易造成在血管中堆积胆固醇，最终导致心脏病的发生。

### 便宜没好货——小心“地沟油”、“杂合油”

由大的油脂加工企业生产的各种小包装食用油在城市里得到了广泛的推广，而农村的食用油市场还是鱼龙混杂，随处可见各种散装油和自包装的油脂。散装油销售存在掺杂使假、以次充好、运输途中污染等问题。比如将不合格油掺进合格油中，低等级油掺入高等级油中销售，最常见的是在菜籽油中掺入大豆油、棉籽油、棕榈油等。消费者吃到的油成了“问题油”。

### 如何鉴别油的好坏呢?

可以通过看、闻、尝、听、问五个方面对散装油的质量进行鉴别。

看：纯净的植物油是透明、没有杂质的，在生产过程中如混入碱脂、蜡质或其他杂质，透明度会下降。

闻：在手掌上滴一两滴油，双手合拢摩擦，发热时仔细闻其气味。有异味的油，说明质量有问题：有臭味的很可能就是地沟油；有矿物油的气味更不能买。

尝：口感带酸味的油是不合格产品，有焦苦味的油已发生酸败，有异味的油可能是“地沟油”。

听：在油层底部取一两滴，涂在易燃的纸片上，点燃并听其响声，无响声的是合格产品；燃烧发出“吱吱”声音的，是水分超标的不合格产品；发出“噼叭”爆炸声的，表明油的含水量严重超标，而且有可能是掺假产品，绝对不能购买。

问：问商家的进货渠道。

## 酒的功与过

酒在我国拥有悠久的历史，它是友谊的标志、胜利的象征。古时的劳动人民就掌握了优秀的酿酒技术。几千年来，人们与酒结下了深厚友谊，喜怒哀乐、社会交往都用得上酒。古今中外，莫不如此。既有“李太白醉草吓蛮书”，更有“关羽温酒斩华雄”，还有“武松醉酒打猛虎”等，都是以酒作文章。酒可以成事，亦可败事。殷纣的灭亡、猛张飞之死，更有现代人酒后驾车致死的悲剧。

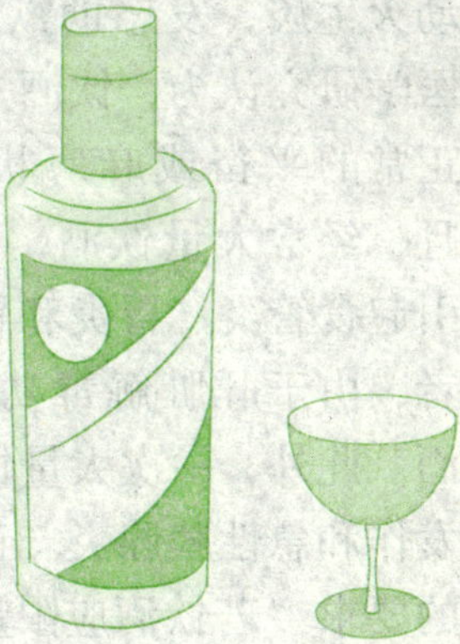

我国生产的酒类有久负盛名的“八大名酒”，也有优质的啤酒、果酒，更有全国各地的名产，真是琳琅满目，美不胜收。据美国哈佛医学院的研究，适量饮酒可减少冠心病的发生，舒张血管，刺激胃壁，增加消化液的分泌。爱喝葡萄酒的法国人和意大利人，心脏病的死亡率较低。而啤酒是用大麦加辅助原料（大米、玉米、蔗糖等中的一种）经过醇化后，用啤酒花、酵母发酵而成，富含糖类、B 族维生素、叶酸、氨基酸等，被人们誉为“液体面包”。饮适量啤酒，可增进食欲，帮助消化，促进心脏功能，消除肌肉疲劳。但是医学界统一的认识是：酒是既有害又有益的东西。《本草备要》指出：“过饮则伤神耗血，损胃烁精，动火生痰，发怒助欲，致生湿热诸病。”现代医学研究认为，饮酒过多会使大脑皮层处于不正常的兴奋或麻痹状态，使人失去控制。并且，经常大量饮酒，可以刺激食管和胃粘膜，引起食管炎、胃炎和胃溃疡。肝脏有疾病的患者，由于肝脏解毒功能逐渐减弱，更不宜饮酒。此外，一次大量饮酒容易造成急性的痛风发作和急性胰腺炎。正应了中国营养学会对酒的要求“若饮酒应限量”。

### 如何喝酒

少饮为佳：每次饮白酒 1 两左右为佳，并且尽量少饮烈性白酒。

饮酒时要慢慢饮入，让肝脏有充足的时间“解酒”。

不能与某些药物同用：比如阿司匹林、降糖灵、磺脲类降糖药、硝酸甘油等。服这些药时，若饮酒，可增强毒性、影响药效、产生副作用，严重的可造成生命危险。

## “花钱买罪受”——最好的饮料就在身边

老孙和老张家的两个儿子都有一个共同的爱好，就是喝饮料。这两年，农村富裕了，小朋友们喜欢的各种各样的饮料都出现在小卖部里。有可乐、雪碧、也有红茶、绿茶，还有很多浓果汁和添加氨基酸、维生素的饮料，五花八门、琳琅满目，让人无法选择。老张、老孙都想，反正贵的饮料总比便宜的好，喝饮料总

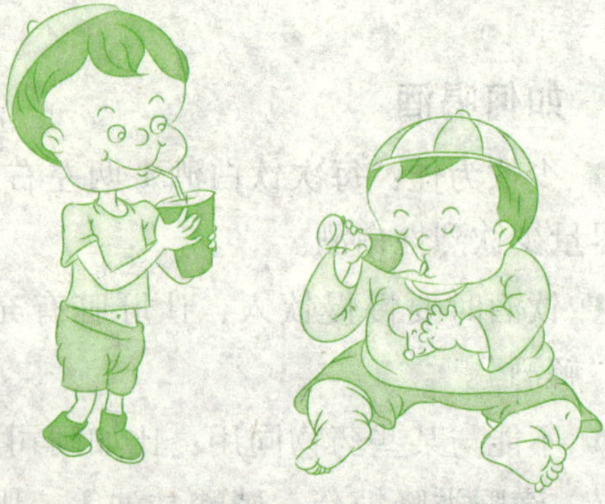

比喝水好，于是乎往家里买了好几箱饮料供儿子们饮用。谁知一段时间下来，小孙长成了“大胖墩”，小张却是“骨瘦如柴”，二人都是萎靡不振。这到底为啥，难道花钱花错了？

让我们来看看水和饮料的区别。水是人体赖以维持基本生命活动的必要物质，人对水的需要仅次于氧气。水在人体所有成分中含量最多，约占体重的2/3。俗话说，“人无粮不会死，无水却能渴死”，是有道理的。一个人短期不吃饭，只要能喝到水，即使体重减轻40%，也不至于死亡。但如果几天喝不上水，机体失水6%以上，就会感到乏力、无尿，失水达20%人就会死亡。水还是良好的溶剂，有利于营养素在体内的吸收和运输，并能及时地将代谢产物排出体外。水也有利于血液循环和调节体温。当人体缺水时，消化液的分泌减少，引起食欲不振，精神不爽、疲乏无力。一般来说，成年人每日约需2500毫升水，其中约有1200毫升来自于饮水，1000毫升来自于食物中的水（如蔬菜、水果、米饭、馒头、肉类、豆类、奶类等中都含有一定量的水），其余300毫升水来自于体内代谢产生的水。饮水时要注意卫生，而且不要等渴了才喝水。果汁、碳酸饮料、加糖饮料中含有多量的精制糖和色素，对人体是有害的。如果儿童靠喝饮料度日就容易出现两种结局，要么因为过多喝糖造成热能超标，转化为脂肪而成为“胖墩”；要么会患上“果汁饮料综合征”，引起食欲不振或精神亢奋、多动，最终进食不足而越来越瘦。小孙和小张就是个例子。因此，我们强调，水就是最好、最实用的健康饮料。

## 营养互补与科学种植

民间传说，明太祖朱元璋出身贫苦，小时给地主放牛，常吃不饱。有一次饿急了，忽然发现一只老鼠，心想抓个老鼠烧熟了也可以充饥，于是他伸手去掏老鼠洞，竟掏进了老鼠的“粮仓”。他喜出望外，把所缴获的战利品：大米、豆子、粟米、花生等各类杂粮煮成粥，喝起来格外香甜。后来朱元璋做了皇帝，吃腻了山珍海味，又想起了当年的这种粥来，就传令御膳房，用五谷杂粮煮成粥，大宴群臣。这一天正逢农历腊月初八，因而赐名“腊八粥”。

这个传说未必真有其事，但是这种做法却体现了各种植物性蛋白质的互补原则。比如大米中富含蛋氨酸，但含赖氨酸却很少，而豆类含赖氨酸比较多，小米中则富含亮氨酸，将它们混合煮粥，取长补短，比长期单独食用任何一种“高级粮食”的营养价值都高。有人说，“现在生活好了，谁愿意去啃窝窝头”，“粗粮营养差，不好吃”……其实，多数粗粮的营养价值都不比细粮差，从维生素、无机盐、膳食纤维的角度来看，还要高些，并对保健防病有莫大的好处。至于好不好吃，就看怎么烹调了，比如枣丝糕（小米面、加白面）、金银花卷（玉米面、标准粉）、红豆大米粥、二米饭（小米、大米）等等都是百姓们喜欢吃的主食。就连那小窝头（豆面）不也曾是宫廷小吃吗？

我国劳动人民在实践中创造了既科学又经济的方法达到蛋白质互补。比如种地时可以一片地种水稻，一片地种大豆，充分利用当地的植物资源，就地取材，混合食用，以此来提高膳食中的热量、蛋白质和必需氨基酸含量，最终改善营养状况。同时在日常生活中为了改善蛋白质的品质，还可采用“外素内荤”“荤素合一”的烹调方法，如包子、饺子、馅饼、馄饨等充分体现了动、植物蛋白质取长补短的互补作用，提高了蛋白质的营养价值。

为了保证您的蛋白质营养，最好的方法就是饮食内容不要过分单调。食物种类越多越杂越好，做到粗细混用，荤素搭配，干稀交替，尽量使各种必需氨基酸齐备。

## “美丽营养”的水产品

提起水产品，人们就会想到味道鲜美的鱼、虾、贝、蟹等。几年前，在大街小巷中广为传播的鱼油（DHA、EPA），使水产品的知名度大为提高。人们大都相信常吃鱼能够增进健康，尤其是健脑、补脑、增强智慧的说法。

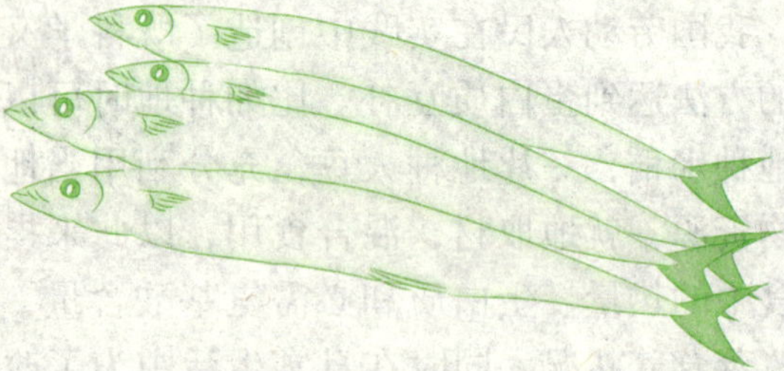

从营养学的角度来说，水产品，尤其是鱼的肉质细嫩，容易咀嚼、消化和吸收，消化率为87%～98%，非常适合于老人、儿童和消化功能减退的病人食用。鱼肉中富含优质蛋白质，其必需氨基酸含量及比例与人体相似。脂肪含量不高，多数只含有1%～3%的脂肪，而且含有的不饱和脂肪酸多，能够降低血脂水平。鱼肉中含少量的B族维生素，鱼油中含有脂溶性维生素A和D，尤其是鱼肝油中含量更丰，为其他肉类所不及。据说南北极地区虽然缺少阳光，但居民很少得佝偻病和骨质软化病，就是因为他们吃鱼多，从鱼中获得了充足的维生素D。与畜肉相比，鱼肉所含的矿物质种类和数量均较为丰富。人们可以从鱼类食物中获取钙、磷和铜、锌及其他矿物质，而且鱼肉中的钙是同蛋白质结合在一起的，更利于被人体消化吸收。水产品在我国价格偏高，使其不能普及。建议有机会又有经济实力的人，可以多选择一些水产品，每周吃2～3次。

## 科学的烹调方法让疾病远离

家家户户每天离不开炒菜做饭，烹调中一个小小的坏习惯，经过漫长岁月的无限放大也会给家人的健康造成不小的威胁。

先来看个小例子。

在新疆和西北的部分地区曾经广泛流行一种皮肤病，被人们形象地称为糙皮病。得了病的人不仅皮肤粗糙，经常拉肚子，还变得体力越来越差，甚至痴呆、迟钝。直到20世纪30年代，人们才认识到这种毛病的根源在于饮食。糙皮病流行的地方，人们一日三餐以玉米果腹，饮食单一，很少吃到肉、蛋、奶、豆，很容易缺乏一种维生素——烟酸。

### 碱的妙用

玉米是一种营养不完全的坏食品吗？不是，是人们吃玉米的方法不够科学！其实，玉米中含有足够的烟酸，只不过是结合型的烟酸，必须经过碱发才可以被人体吸收利用。也就是说，从煮熟的玉米棒子中我们得不到什么烟酸。为获得足够的烟酸，不妨改进一下烹调方法。很简单，当您煮玉米面、玉米渣粥，蒸玉米面窝头，烙玉米饼的时候，稍微加一点儿小苏打（即食用碱面，每500克玉米面加3克小苏打）。这样做既保住了营养，预防了疾病，还可以提升口感，岂不是两全其美？

不过，加碱这一招并非万用万灵。许多人喜欢在熬粥的时候也放些碱，这么一来粥很容易变得粘稠，还可散发淡淡的粮谷香气，口感也确实不错。还有的人为了保持青菜的翠绿色，在烹调中也加些碱。粮食中的硫胺素（维生素 $B_1$）和核黄素（维生素 $B_2$）、蔬菜中的维生素C都是怕碱不怕酸的，加碱就会破坏这些营养成分。长此以往，口腔溃疡、口角炎、牙龈出血、抵抗力差的就会是你了。

## 你会用冰箱吗？

家家都用冰箱来储存食物了，然而冰箱并非人人会用。

随着保存时间的延长，食物中一些营养成分的损失逐渐增加，冷藏或是冷冻并不能止住这个过程。有些人喜欢把剩菜饭放在冰箱里，而有些人喜欢一下子买很多果蔬囤积在冰箱里慢慢享用上好些天，这其实都不恰当。为了留住营养，应做到食物分次购买、分次烹饪，尽量不吃剩饭菜。剩菜饭、新鲜果蔬在冷藏保存的过程中要注意密封，尽快食用，食用前需要再次充分加热。生吃冷藏的果蔬对胃肠的刺激不小，最好洗净后放置到室温再吃。酸奶和普通包装的牛奶都需要冷藏保存，并要在保质期内食用。

## 如何炒菜

蔬菜在水中过度浸泡可使维生素 C 和 B 族维生素丢失。而将菜用开水烫一下后挤掉水分再炒，维生素 C 的损失可达 80% 以上。应先洗后切，切后即炒，尽量减少维生素 C 与空气接触而被氧化。急火快炒和用淀粉勾芡，可以避免营养素从菜汁中丢失和破坏。我国传统烹饪少用烘烤煎炸，多为蒸煮，温度不会过高，有益于保持营养成分，减少油脂氧化，是非常科学的。

### 烹调方法不科学，不仅容易招致营养缺乏，还可能造成多种慢性疾病

这些年，无论在城市还是在乡村，“高人”越来越多，他们体重高、血脂高、尿酸高、血压高血糖也高。他们的劳动量在不断减少可是食量不减，食物越来越“高级”，越来越精细，常年以动物性食物为主，用自己炼制的猪油、牛羊油或鸭油来煎炒烹炸，餐桌上不见了各种五谷杂粮的身影。这种高油脂、高能量的现代饮食方式正是现代文明病的罪魁祸首。

### 健康的烹调方法及饮食

腌制、熏制、油炸和烧烤是最不健康的烹调方法，烹调时候少用些油和盐，油和盐过量则是现代人的健康大敌。拿盐来说，干轻活的普通人每天吃的盐为一个啤酒瓶盖子那么多(3 克)，干重活儿或在高温下劳动的人因为大量出汗，身体的盐分丢失会很多，另当别论。

粗茶淡饭胜过大鱼大肉，新鲜、清淡和清洁是科学饮食的基石。

小贴士

## 饭后马上吃水果不好

有人喜欢在饭后马上吃水果，认为可以帮助消化并且补充维生素。其实水果中含有较多量的碳水化合物以及果糖，很容易被小肠吸收，但是如果被饭菜的食物团等堵塞在胃中，无法快速通过到小肠，易导致胀气、胃部不适，并且影响可溶性维生素的吸收而不能达到水果的营养作用。因此，吃水果的时间最好掌握在饭前 1 小时或饭后 2 小时左右。

## 掌握食品卫生策略，保全家人的安康

李大嫂是村子里有名的贤惠妻子，不但心灵手巧，而且勤俭持家，村子里的人都说她会过日子。可是上次就是由于太“勤俭”了，结果吃了亏。到底怎么回事呢？

几个月前的一天中午，家里只有李大嫂自

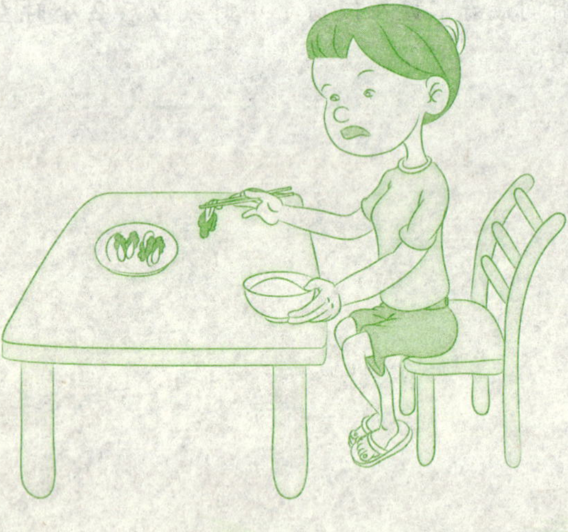

己吃饭（丈夫李大哥在外面上班），李大嫂吃完饭后还要下田地里干活，就把剩饭、剩菜放在桌子上没管，歇了一会就下地干活去了。下午的天气非常闷热，李大嫂在田里干了一下午的活，又热、又累、又饿。到家后，李大哥还没有下班，李大嫂歇了一会，还是不见李大哥回来，心想可能又加班，不如自己先吃饭吧。她看见桌上的剩菜、剩饭还有不少，扔掉怪可惜的，就决定吃剩饭。由于天很热，再加上干了一下午的活儿很累，李大嫂也没把剩饭菜热一下，就狼吞虎咽地吃起来。一开始觉得菜稍微有些变味，但她没有多想，只是想着扔掉太可惜了，再加上自己真饿了，很快就把饭菜吃完了。又过了一会，李大哥下班回来了，李大嫂给他做完饭等他吃完收拾完了，歇了一会觉得很累，两人就睡觉了。到了半夜，李大嫂觉得肚子难受起来，还浑身发热，恶心而且想吐。她翻来覆去地一折腾，李大哥醒了，赶忙带她来到了卫生所。值班医生首先就问今天都吃了什么东西。李大嫂就一五一十地告诉了医生。医生又问了问别的情况，然后让李大嫂做了一些化验和检查。等结果出来后，医生对李大哥说，李大嫂是由于吃了变质的食物得了急性胃肠炎，输点消炎的药就会好的，说完就给李大嫂输上了液。输液这段时间里，李大嫂跑了几趟厕所。等输完液以后，李大嫂觉得好一点了，不像刚才那样难受了。这时候，医生走了过来，对李大嫂说了这次得病的原因就是吃了变质的剩菜、剩饭。还说，食品的卫生安全很关键，不光要做到不吃变质的食物，关于食品的其他方面也要十分注意。要做到食品安全，应该注意以下几点：

选择经过安全处理的食品：水果、蔬菜食用前一定要清洗干净。

彻底加热食品：食品所有部位都必须加热到一定温度。

做熟的食品放置时间不宜过长，最好在食品出锅后尽快吃掉。

妥善储存熟食品：应在干燥、凉爽、通风的地方（有条件的使用冰箱）储存熟食。

储存的熟食品在食用前必须再次彻底加热：加热时应使食品所有部位都加热到一定温度。

避免生食品与熟食品的接触，用于处理生、熟食品的刀具、案板等也要分开。

注意洗手：加工制作食品前和每次间

歇后，必须把手洗净。

- 保持厨具和厨房的清洁。所有用来置备食品的用具表面必须保持绝对干净，抹布应每天更换，并在下次使用前煮沸消毒。
- 避免与昆虫（如苍蝇、蟑螂等）、老鼠和其他动物接触食品。
- 饮用安全卫生的水，不喝生水。
- 一定不能吃变质的食物。

小贴士

## 新茶更好吗？

新茶是指新鲜茶叶干制后存放不足一个月的茶叶。很多人认为新茶营养好，泡出的茶水清绿、味醇香爽，是饮茶的精品。但是科学家的研究却得相反的结论：存放少于1个月的新茶多含有未经氧化的多酚类、醛类和醇类等强烈刺激胃肠道粘膜的物质，常会引起腹胀、腹痛等症状，因此老年人或者有慢性胃肠炎的病人均不宜饮用新茶。

# 怀孕期间吃点啥

秋红怀孕了，这几天正在“害喜”，对食物很是挑剔。一个多星期以来只是喝粥、吃咸菜，最近又开始想吃方便面了，准备让丈夫拿家里的鸡蛋去换方便面吃。她的这种做法对吗？“害喜”时应该怎样吃饭？肚子“显形”以后又应该怎样吃饭呢？

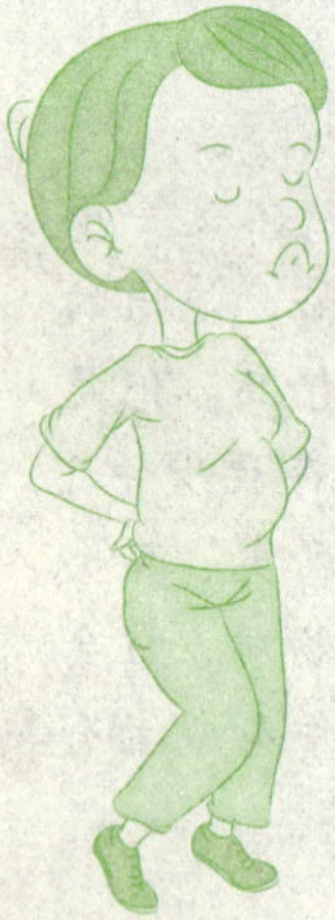

大家都知道，妇女怀孕以后，由于胎儿生长发育和自身的需要，必须从膳食中获取比平日更多、更好的营养物质。孕妇营养的好坏，不仅影响自身，而且影响胎儿，以及孩子将来的身体和智能发育，所以要保证“一人吃两人用”，对妇女孕期的膳食营养应给以特别的关注。

其实，无论是城市还是农

村，营养知识缺乏、不合理的饮食行为还是十分普遍的。有调查发现，很多人虽然掌握一定的营养知识，但并不全面。在农村地区，许多人不知如何利用当地的食物资源，有的卖了鸡蛋换方便面、麦乳精……在城市，许多人认为“大鱼大肉就是营养”、“进口的食品有营养”，而忽视一日三餐的合理安排。

从胎儿发育和营养需求的角度来讲，我们可将孕期分为 3 个阶段，即孕早期（1 ~ 3 个月）、孕中期（4 ~ 6 个月）和孕后期（7 ~ 9 个月）。秋红现在是处于早孕阶段，此时肚子里“宝宝”的主要的任务不是长个，而是不断的分裂、分化形成身体的不同器官。这时的“宝宝”生长比较缓慢。所以，在早孕期，孕妇对各种营养素的需要量基本上与孕前相当。也就是说，这个阶段摄入食物的量与平时相比应该没什么大的变化。

需要注意的是，要想让受精卵（宝宝）精确地分化出身体的各种内脏器官，而不出一点差错，就必须将外界的不良干扰降到尽可能低的程度。存在于我们周围环境中的一些毒物（如各种农药）、射线、病毒，甚至过量摄入某些普通的营养素等都可能使这个“针尖宝宝”

的成长发生重大失误，从而导致一些追悔莫及的后果。

这时的饮食应该注意下面几条：

📖 食物的摄入量与平时基本相当。

📖 力求每餐都是平衡膳食。

📖 尽量避免食物中可能存在的有害因素。

📖 各种营养素适量、平衡就好，绝不贪多。

📖 不随便补充任何食物以外的补品和药物。

等进入怀孕中后期时，肚子里的宝宝开始"长个儿"了，长得很快，此时对各种营养的需要就大大增加了，"妈妈"要为"它"准备更多的食物，所以这时孕妇的食量就大起来了。

每天所吃的食物达到如下要求：

📖 应保证有半斤多主食，提供每天需要的能量。

📖 牛奶 250 ~ 500 毫升：可以补充所需的钙质。如果吃牛奶不方便，可以改喝同等量的豆浆。

📖 鸡蛋 1 ~ 2 个，以提供优质蛋白、脂肪、磷脂等营养素。

📖 瘦肉（猪肉、牛羊肉、鸡鸭肉、鱼虾

等均可）2～3 两：肉中含有较多的优质蛋白及 B 族维生素、矿物质和微量元素。

🕮 青菜 1 斤左右：青菜中含有较多的维生素 C、矿物质和膳食纤维。

🕮 水果 1～2 个：水果也可以提供维生素 C、矿物质和膳食纤维。

🕮 炒菜最好用植物油：植物油含有较多的不饱和脂肪酸。

🕮 核桃、花生等坚果可以常吃，但一天不要吃太多。

🕮 每星期吃 1～3 次豆制品，豆制品中含有优质蛋白、钙、矿物质、维生素、植物异黄酮等营养素。

🕮 每星期吃 1 次肝（猪肝、鸡肝、羊肝等）或血豆腐来补充铁和维生素 A 等。

🕮 常吃海带或紫菜等海产品来补充碘和可溶性膳食纤维。

需要注意的是，以上我们所讲到的营养素都是维持身体健康及宝宝生长所必需的，但绝不是越多越好，一定要有合适的量，按照以上所给的范围，可以根据自己的实际情况适当地进行调整，但不要减少或超过得太多。

每顿饭都要注意饮食的平衡，也就是说，

每顿都应该同时有主食类，肉、蛋、奶、豆腐中的任何一类，蔬菜、水果及油脂。素一顿、荤一顿的吃饭方法是不可取的。

小贴士

## 吃水果就可以不吃蔬菜了吗

蔬菜和水果是人们日常生活中的两种重要食物。从总体来看，两者在化学组成、营养特点等方面都有很多相似之处，它们都富含维生素 C、胡萝卜素等，都是主食和动物性食物中缺乏的，每天必需摄入足量的新鲜蔬菜才能满足人体的需要。此外蔬菜水果中含有一定量的有机酸、纤维素、果胶等具有增进食欲、帮助消化等作用。许多年轻的女性不喜欢吃蔬菜，但偏爱水果的良好口味。同时水果食用方便，并且其中含有蔬菜所提供的维生素 C、矿物质和膳食纤维，于是用大量的水果来代替蔬菜。但是蔬菜拥有很多水果所不具备的丰富的微量元素，同时蔬菜比水果含有较多的不溶性膳食纤维和可溶性膳食纤维，能够有效促进肠蠕动，增加粪便排泄，减少肠内毒物的吸收。同时蔬菜更经济实惠，并且同肉类一起食用有助于达到平衡膳食，因此水果只是在一定程度上与蔬菜类似，摄入过多的水果可能影响体内的酸碱平衡，甚至影响食欲。此外，水果中也含有较多的糖分，如果每天吃太多的水果也可能会发胖呢！因此水果与蔬菜相似但并不相等，更不能完全替代，在生活中不能放弃蔬菜而只吃水果。

## 母乳喂养保卫宝宝一生平安

2004年，安徽阜阳劣质婴儿奶粉事件给人们留下了深刻的印象。数十名婴幼儿食用劣质奶粉导致营养不良、中毒等症状。这个事件除了警示我们注意食品安全及食品质量外，也从另一个侧面告诉我们，婴幼儿还是食用母乳更加健康、安全。

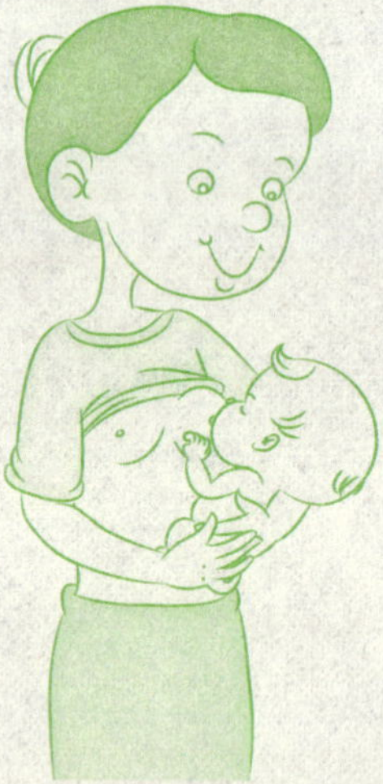

一直以来，在母乳喂养方面，农村都做得比城市要好。但最近专家的调查发现了一个新的趋势：农村的母乳喂养率在下降，且下降的速度高于城市。原因是现在农村年轻的妈妈大都出外打工，她们不重视母乳喂养，认为奶粉可以代替母乳的作用。这是一个绝对错误的认识。实际上，母乳喂养婴儿是几千年来传承下来的优良传统，母乳是婴幼儿最好的食品，是无论多高级的奶制品也不能够替代的。

母乳有着完全的营养素，也就是说母乳能够提供婴儿出生头4~6个月生长发育所需的全部营养素。其中的蛋白、脂肪和糖类等营养物质之间有着合适的比例和相对稳定的浓度以及最好的吸收率。

## 母乳喂养的特点

蛋白质：母乳蛋白质含量为每升11~13克，约为牛乳的1/3，但母乳中乳白蛋白占蛋白总量的60%以上，而酪蛋白只占30%（即乳白蛋白：酪蛋白=1.5:1）。牛奶则相反，70%以上为酪蛋白，乳白蛋白低于30%。乳白蛋白遇胃酸生成的凝块较小而酪蛋白凝块较大，细小的凝块更容易消化吸收，所以对婴儿来说，母乳更易消化吸收。

脂肪：母乳中脂肪的量高于牛乳，脂肪球小，易消化，且含较多的不饱和脂肪酸和必需脂肪酸（亚油酸高于牛奶4~5倍），胆固醇含量也高于牛乳。而必需脂肪酸和胆固醇对于婴儿神经系统的发育是很重要的。

📖 糖类：母乳中乳糖含量高，对婴儿大脑发育特别有利。乳糖还能够促进乳酸杆菌、双歧杆菌生长、抑制致病菌的繁殖，减少肠道感染和发生腹泻的机会。

📖 无机盐：母乳中无机盐含量较牛奶少，新生儿的肾功能尚未发育完善，母乳喂养不会增加肾脏负担。且母乳的钙与磷的比例更加适宜婴儿（钙:磷 =2∶1）。母乳中的铁含量虽不高，每升只有 1 毫克，但其吸收率在 50% 以上，比其他乳的生物利用率都高，能适应初生儿头几个月的需要。初乳中还含有很多的锌，吸收率也较好。

📖 免疫作用：母乳，特别是初乳中含有多种免疫因子，如分泌型免疫球蛋白及乳铁蛋白、溶酶体等，有利于婴儿预防疾病。

📖 牛磺酸：牛磺酸是一种有助于婴儿神经系统发育的氨基酸衍生物，其在母乳中的含量比牛乳中要高 10 倍。

📖 促进子宫恢复：婴儿吸吮可促进子宫收缩，减少产后出血。

📖 有利于避孕：哺乳期闭经是天然避孕

方法，哺乳的妈妈受孕率很低（大约5%）。

🕮 其他：母乳卫生、安全、经济、便利，并有利于建立良好的母子关系。

## 初乳

在母乳喂养过程中，最值得一提的是初乳。一般而言，宝宝出生 7 天之内妈妈所分泌的乳汁叫做初乳。初乳有什么特点呢？

🕮 初乳的颜色为黄白色，这是由于初乳富含 β 胡萝卜素之故。

🕮 初乳较稠，因为初乳含有较多的蛋白质和有形物质。

🕮 初乳中含有较多的免疫球蛋白（IgA），尤其是分泌型 IgA 含量很多，分泌型 IgA 可以分布在孩子的消化道粘膜、呼吸道粘膜和泌尿道粘膜表面上，从而有效地保护机体免受病原微生物的侵袭。许多研究证明：母亲的乳腺泡上皮细胞能合成分泌型 IgA。这种分泌型 IgA 可以通过孩子的肠粘膜吸收进入血液。血液中的分泌型 IgA 可以从孩子的消化道、呼吸道和泌尿道上皮分泌出来，发挥其防御作用。

📖 初乳中的脂肪、乳糖含量较少，更有利于新生儿消化吸收。初乳中含有较多的牛磺酸，新生儿早期缺乏合成这种氨基酸的能力，初乳中的牛磺酸正好弥补了这种不足。牛磺酸对孩子大脑及神经系统功能、智能发育、视力的发育都要重要的意义。

所以说，初乳是质量最好的母乳。宝宝出生后应尽早地让他吸吮母乳，不要把宝贵的初乳白白地浪费掉。

总而言之，母乳是婴儿最适宜、最理想的营养食品，是最适合 6 个月以内婴儿生长发育需要的天赋营养品。母乳喂养可以使妈妈和宝宝都更加健康，是即经济又实惠的婴儿喂养方式。

最后，送给大家一句老话儿：“金水、银水不如妈妈的奶水”。

小贴士

## 高热油锅炒菜

日常生活中很多人炒菜时喜欢把油烧得很热，甚至必须冒烟才开始炒，认为这样炒的菜香、脆、嫩，菜的颜色也比较鲜艳。其实，过热的油锅会使油脂发生过氧化反应而生成许多对人体有害的物质，长期吃这样的炒菜会使人易患慢性胃炎或溃疡病，甚至诱发胃癌。

# “好生活”更要保健康
## ——宴席上的隐患

村里的日子一天比一天好过，村民们都富裕了，这从平时大家的餐桌上就可以看出来，到过年、过节、亲友团聚、婚庆喜筵时更是如此。然而，在生活日益富裕、饮食日益丰富、健康日益得到关注的今天，饮食健康问题便渐渐显现出来。

这天，县里派小张来村里给大家讲“酒席宴上大吃大喝与身体健康的问题。”村民们听得入了神，了解到了许多关于“吃”的知识。

### 一桌酒席上的食物结构

荤食过多，油量超标，蔬菜和粗粮相对不足：一般，酒席宴上通常是十几个荤菜配三四个素菜，素菜的比例相对较少；荤菜中煎炸食品的比例较高，炒菜时放的油量也比平时多，这样几乎不可避免地造成油量超标；酒席上主食多以精细粮为主，各种粗粮很少能上桌。这也就难免造成高热量、高蛋白和高脂肪的摄入。

口味浓重，盐分过多：在酒席宴中，掌厨的师傅总是希望吃饭的人夸自己做的饭菜好吃，因此使用各种方法在饭菜的口味上下功夫，决不会吝惜使用各种调味品，如酱油、味精、盐等。要知道调味品中含的盐分很高，在吃菜时，无形之中就吃了过量的盐分，这对高血压病人是不利的。

甜味饮料居多：酒席宴上饮料多为甜饮料，如可乐、雪碧等充气饮料或果味饮料等。这些饮料也是有热量的，这就等于在喝“水”的同时，摄入了一定量的热量，这对于糖尿病病人是不利的。

饮酒过量：正所谓“酒逢知己千杯少”，酒席宴上，酒是不可缺少的，而且在酒席宴上，互相斗酒劝酒，最容易造成饮酒过量。酒精本身也有热量且没有什么营养价值，而且大量的酒精会损伤人的胃和肝，这对有胃病和肝病的人是非常不利的。

正是由于以上的几个特点，常吃酒席宴会给人体健康带来不利的影响。暴饮暴食和高热量、高脂肪、高蛋白的摄入会使人出现各种消化系统的问题，比如消化不良、腹泻、恶心、急性胃肠炎等，严重的还可能会造成急性胰腺炎等严重的疾病，甚至危及生命；酒席宴后或节日期间，由于饮食过量或情绪激动，很容易造成血压、血糖的上升，从而诱发冠心病、心肌梗死、中风等病。特别是老年人，如果不注意饮食量的控制，会给身体带来很大的隐患；酒席宴上或节日期间饮酒过量而导致酒精中毒也会对身体造成伤害。

所以说，我们要改变这种饮食习惯。

## 健康的饮食

针对上面的问题，我们应该注意做到以下几点：

- 荤素食品搭配，尽量减少油的摄入，多吃一些蔬菜和水果，适量地吃一些粗粮。

- 饮食要清淡，不要口太重，在做菜时尽量减少调味品的量。

- 饮水尽量饮用清茶或白水，少喝甜味

饮料。

尽量少饮酒，能不喝就不喝。

以上几点虽然说起来容易，但是做起来却并不太容易，而且这不光要在酒席宴上注意，我们在平时的生活当中也应该养成健康饮食的习惯。

小贴士

## 嗜吃植物油

近年来的宣传都提出植物油比动物油含有更多的不饱和脂肪酸，对心、脑血管会产生有益的影响。有的人就以此为理由每日植物油不加节制，但对于动物油避而远之。其实植物油中也含有一些有害物质，如花生油、玉米油中容易混杂一定量的强致癌物，棉籽油中也有影响人生育功能的棉酚，菜籽油中含有的芥酸对冠心病的患者更是不利。更有趣的是近来的科学研究发现，单纯过多的不饱和脂肪酸对人体也是害多利少，因此提倡正确的食油方法应是1份植物油可搭配极少量动物油（包括肉里的脂肪），同时总量注意适度。

## 让自己不得"大脖子病"

张大爷日盼夜盼，终于盼来了为村子里义诊的大夫们。一大早，张大爷就带着小孙女急匆匆地来到了义诊的现场。张大爷和小孙女到了近前，一位大夫看见他满脸愁容、非常着急的样子，热心地接待了他："这位大爷怎么了？我能帮您什么忙吗？"张大爷说："大夫，麻烦您给俺的小孙女看看吧，她跟她爹原来一样，都是大脖子。"那位大夫仔细检查了小姑娘的脖子之后问张大爷："大爷，您家里吃的是什么盐啊？"张大爷回答说："吃的是碘盐啊，那时她爹得了'大脖子病'后大夫就让俺们吃碘盐，

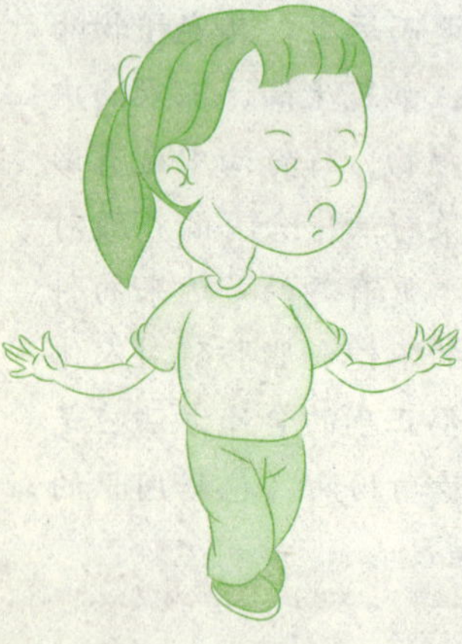

说能防‘大脖子病’，俺的小孙女也和俺们一起吃，怎么还是得这病了呢?”大夫想了想问道：“那您的盐是放在什么里面，炒菜时菜和盐先放哪个呢?”张大爷说：“俺家的盐就放在一个大碗里，炒菜时菜和盐一起放在锅里呀。”大夫又问道：“那您的家里经常吃海带和紫菜这些东西吗?”张大爷回答说：“家里人不爱吃，所以基本上不吃这些。”大夫听后点了点头，说：“大爷，我告诉您是怎么回事吧。您吃碘盐是对的，但是您保存碘盐的方法和炒菜的方法不正确。还有，您要稍微改变一下家里的吃饭习惯。第一，碘盐买回后，要及时将其放入玻璃或陶瓷容器中，并盖严实，防止受潮。而且应该把它放在凉快、没有阳光照射的地方。因为碘在温度较高和潮湿的环境中丢失得较快。您把盐就放在一个大碗里不加个盖子，这样很容易受潮，而且长期放置，盐中的碘会丢失较多。第二，碘遇热后容易丢失，而且加热时间越长，损失的成分就越多。所以在炒菜、做汤时要尽量后放盐，并且不要将碘盐放在热油中同菜一起煎炸。第三，您的家里应该经常吃一些海带或者紫菜，因为海带和紫菜营养丰富，尤其是碘的含量特别高，在古代就用来治疗‘大脖子病’。您这个地区本来就是缺乏碘的地区，所以您要改变一下家里的饮食习惯，经常吃一些海带或紫菜。还有我要提醒您的是：不要以为缺碘就要多吃碘盐，因此在炒菜、做汤时就故意多放盐，炒菜时做到菜的口味适中就行了，不要口味太淡，也不要口味过咸。您这样做，才能更好地预防‘大脖子病’。”

张大爷听完大夫说的这些后，满脸的愁容消失了，对孙女说：“还不赶快谢谢这位叔叔。”大夫温和地对小女孩说：“不用谢了，你要听爷爷的话，赶快把大脖子去掉啊！”张大爷说：“大夫今天真是太感谢您了，要不是您，俺还真不知道这里面有这么大的学问，俺一定好好听您的话。赶快把俺小孙女的‘大脖子病’治好。”然后带着小孙女高高兴兴地回家了。

看完以上的故事，您是不是对怎么预防“大脖子病”有所了解了呢？

小贴士

## 食糖是“白色毒药”吗

随着工业化社会的发展和人均寿命的延长，糖尿病的患病人数在逐年增加，目前全世界估计有糖尿病患者一亿两千万。科学调查显示随着人们经济富裕带来饮食结构的改变，大量的高脂肪、高蛋白质，高糖高热能的饮食，伴随着体力活动的减少，建立所谓生活方式西方化，“可口可乐化”，以及年龄老化都是糖尿病发生率猛增的主要原因。由于糖尿病是以高血糖为主要表现，从而引发了人们对糖的恐惧，并产生了“多吃糖就会得糖尿病”的传言，给食糖冠以“白色毒药”的恐怖绰号。事实果真如此吗？糖类在营养学中的学名是碳水化物，是人类最主要最经济的热能来源，人体每天所消耗的热能60%～70%来源于碳水化物。更主要的是大脑神经系统只能利用葡萄糖作为能源，因此如果人的血糖过低就会发生昏迷、休克甚至死亡。同时碳水化物也是构成机体组织的主要成分，同时具有保肝解毒等重要作用，因此人类对于糖类缺之不可。日常所说的食糖只是糖类的一种，学名称蔗糖。它能够给人们的日常生活带来烹调的美味、烤制面包的香味，是生活的好朋友。但是食糖属于纯热量食物，如果摄入过多，会带来过多的热量，使人体无法充分利用而在体内存积并影响其他营养素的摄入，长期的高热能摄入容易导致肥胖、糖尿病等。因此食糖绝非“白色炸弹”而是生活必需品，所需注意的只是适量而已。

# 糖尿病的营养策略

赵大妈刚过 50 岁生日，一家人高高兴兴在饭店吃饭。细心的儿子发现原本不爱喝饮料的妈妈，抱着可乐瓶子不放，一顿饭之间就喝了一大桶可乐，而且跑了 4 回厕所。回家之后更是发现妈妈饭量增大，但是仍然喊饿。晚上

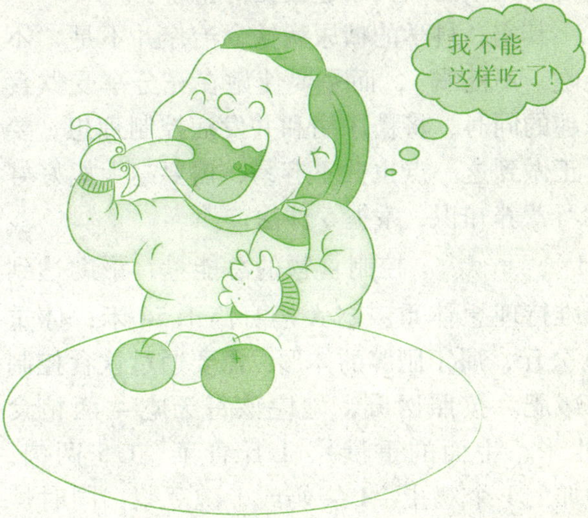

的赵大妈更是苦不堪言，夜里 6 次小便让美梦不再。没办法，只能去医院看病了。

到了医院，医生给赵大妈查了血糖，竟然是 23mmol/L（毫摩尔/升），比正常值高 4 倍。经过近一步询问，医生得知原来在几个月前赵大妈就有明显的外阴瘙痒，并且看东西模糊不清，只是因为不好意思跟孩子说而没来看病。最终医生给赵大妈带上了“糖尿病”的大帽子，并且让她从此控制饮食，按时吃药。赵大妈回家后，坐在饭桌前愁眉苦脸，说自己好容易过上了好日子，就愿意吃点肉，吃点水果，这下子人生的最大乐趣被无情剥夺了。

其实，科学的糖尿病饮食治疗并不是“不能吃、不能喝”，而是要使她在充分享受饮食乐趣的同时，将糖尿病和并发症控制理想。要真正做到这一点也并不容易，需要赵大妈好好学习营养知识，掌握 5 件法宝。

**法宝一** 控制食物的总能量，帮助达到并维持理想体重：赵大妈身高 1.56 米，体重 70 公斤，属于肥胖的体形，需要通过饮食控制来减肥。按照医嘱，她应该每天吃 4 两粮食（生米、生面的重量）、1 斤青菜、1.5 两肉，再加上 1 个鸡蛋、1 袋奶或 1 碗豆浆，同时炒菜少用油、少放盐。

**法宝二** 让食物多样化，保证营养平衡：不应该只是吃几种食物，而应每天都从粮食类、蔬菜水果类、肉蛋奶豆类、油脂类这四大类食物中选择不同的食物，保证每天选吃20种以上的食物，就能做到营养合理了。

**法宝三** 炒菜少放油、吃肉少吃肥、主食要保证：粮食、油脂为我们提供了大部分的热量，肉中的蛋白质保证人体有一个好的抵抗力，但是需要按照要求限制脂肪，少吃肥肉，才能确保总的能量不超标。

**法宝四** 同样吃粮食，多选血糖指数低的食物：所谓血糖指数（GI）是一个衡量各种食物对血糖可能产生多大影响的指标。通俗地讲，就是看看碳水化合物含量相同的食物对血糖的不同影响。血糖指数的高低与食物种类有关，比如豆类<谷类，大麦<小麦，苹果<菠萝。膳食纤维越多，血糖指数越低。血糖指数还与食物的物理特性有关：淀粉颗粒越大，血糖指数越低。食品加工、烹调方法也会影响血糖指数，加工时间越长、温度越高，血糖指数越高。比如同样是50克大米，做成米饭或者

煮成粥，那么喝粥更容易升高血糖。

法宝五　定时定量进餐，少量多餐：糖尿病饮食经常与药品服用时间相伴，因此只有进餐的时间固定了，才能保证药物发挥正常作用。

掌握了以上五条饮食法宝，配合医生的药物，一个月内赵大妈的血糖就控制在了7mmol/L（毫摩尔/升）以下，不口渴了、小便也不多了，身子也不痒了。赵大妈紧皱的眉头舒开了。

小贴士

## 只要不吃主食，人就可以不胖吗

时下苗条瘦身成为一种时尚，关于瘦身的方法也五花八门，不过有一种最流行的说法就是“只要不吃主食，人就可以不胖”。很多节食减肥者认为主食（即粮食）是导致肥胖的罪魁祸首，也就简单地将减少主食作为节食的主要手段，认为减肥就是不吃或少吃饭。谁知经过一番痛苦的煎熬，不但没瘦反而增肥。于是就慨叹减肥太难而怅然放弃。其实，这只是因为没有真正掌握节食减肥的科学方法，导致盲目减肥，吃了苦却没有收到效果。让我们来看一下主、副食中都有些什么。主食就是五谷杂粮，它们负责产生人体需要的大多数能量，如果过多就容易转化为脂肪在体内贮存，但是如果摄入太少也会导致热能过低而发生营养不良，甚至发生各种疾病。副食可分为纯蔬菜和肉、蛋、奶、豆类，前者产热很低可以放心食用，而后者由于脂肪含量高同样产生很多热量，也会引起发胖。减肥者在少吃主食的同时，自然而然就需要多吃副食来得到每日所必需的能量，再加上炒菜时放入的大量烹调油，就生成超量的热能更加容易发胖。因此单纯少吃主食并不能减肥，关键还是要限制每天吃饭产生的总热量。既满足日常生活所需又做到收支平衡，不至于发胖，再辅佐于运动锻炼才会做到真正减肥。

# 高血压病的营养策略

村东的王二伯近来不知怎的，一向身强力壮的他一早起床常常出现头晕、头痛，这虽是有十几年的“老毛病”了，可近来犯得又勤又重，有时候，竟然从早晕到晚，整个脑袋像是

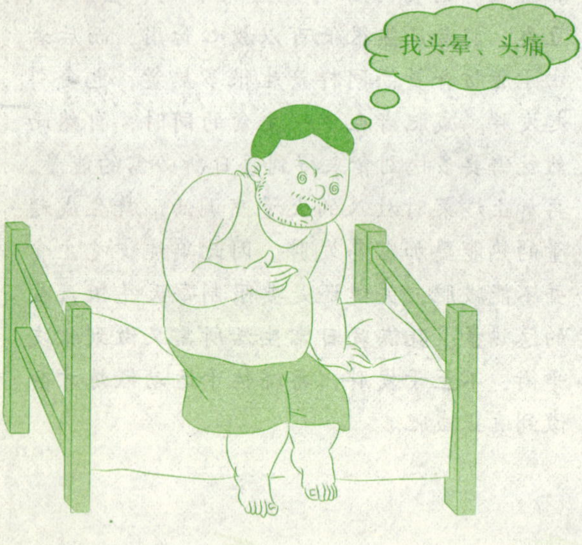

被套上了一个“紧箍咒”。但即便如此，这点“老毛病”在二伯看来，依旧是“小菜一碟”，靠着“膀大腰圆”的体型、“力大如山”的力气、“高油多肉”的饮食，王二伯常常拍着胸脯藐视一切“头疼脑热”。他依旧大口地喝酒、吃肉，每天嘴里嚼着他最喜欢的腌酱菜，每餐离不了提味开胃的酱豆腐……直到有一天，头痛、头晕得不行，王二伯被王二婶生拉硬拽到了从未去过的乡卫生站，被那些“白大褂”们确诊为高血压。这时，面对“血压160/110mmHg（毫米汞柱）”的结果，面对“白大褂”的忠告，面对一堆的降压药，王二伯似乎真的被套上紧箍咒了……

王二伯该咋办呢？

王二伯所得的高血压是一种严重威胁人体健康的疾病。它往往发病隐匿，却可以导致心、脑、肾等各种重要脏器出现严重的病变。细细想想，王二伯的那个久已存在的头晕、头疼的“老毛病”，可能就是这高血压在捣乱。如果不能及时控制，其结果就不单单是“头晕、头疼”了。因此，王二伯一定要按照医生的要求按时、长期服药，同时，要特别控制自己的饮食，降低自己“发福”的体重，通过药物、营养和运动将血压降到正常水平，摘掉自己头上的那个紧箍咒。

在饮食控制上，王二伯要过四关：

第一关——控制食盐：王二伯的饮食离不开盐、酱油、酱菜、豆腐乳……这些富含盐分的调味品，其实是导致高血压的无声的杀手。盐分与高血压的关系已经非常明确，“口重”（吃盐多）的人，高血压发病风险远远高于“口淡”的人。还有一个值得注意的问题，随着年龄增大，人的味蕾敏感度在退化，以前放一小勺盐就觉得挺咸了，再过几年，慢慢地又觉得这点盐不咸了。于是，人的摄盐量就越来越多了。王二伯总抱怨“这盐咋就不咸呢”，这其实是他的味蕾不灵了，结果吃盐越来越多，血压越来越高。其实，在适宜环境温度和活动状况下，人体每天摄入盐 2 ~ 3 克，可基本满足生理需要，除非暑天出汗很多，需额外补充淡盐水。世界卫生组织推荐的正常成人每天食盐总量为 6 克，这是指总摄入量，包括食盐和食物中所含的钠盐。每天放的盐以不超过一个啤酒瓶盖的量为好。国际临床营养研究证实，让高盐饮食（每日 10 克以上钠盐）的高血压患者改吃低盐饮食（每日 4 克以下钠盐），经过3个月的饮食治疗，患者的收缩压平均降低2.2毫米汞柱。

王二伯曾抱怨说，我喜欢吃咸的菜，不放盐不行，真的不让吃，那我吃酱油行不行？实际上，6毫升酱油相当于1克盐。还有，腌芥菜头、酱萝卜、榨菜、腌雪里蕻、黄酱、腌酸菜、火腿肠等都是高盐食品，这些食品对高血压患者都不利，尤其是不能将其作为主菜。

由“口重”变为“口淡”并不容易。不过，有两种替代方法可以试试。第一种，加点醋或用糖醋调味，以弥补盐分缺乏的“遗憾”；第二种，利用菜肴的原本味道，如番茄炒鸡蛋，可以不加太多的盐。现在，市场上有高钾低钠盐，可作为钠盐的替代品。

第二关——限制油脂：对王二伯，仅仅限制盐分是不够的，还要特别注意防止摄入过多的动物肉，特别是肥肉。当然，肥肉不是一口不能吃，而是要尽量少吃。还有，要限制动物内脏的摄入，猪肝、肥肠、腰子等还是不吃的好。此外，要杜绝油炸食品。除了脂肪含量高以外，油炸食品还有很多不安全因素，油饼、炸糕、炸鸡、炸鱼，以及炸花生米等，都应该从餐桌撤下来。最后，少吃人造油较多的食品，比如奶油蛋糕等。由于人造油中含有反式脂肪酸，对人体的不利影响近似于动物脂肪。

那么，王二伯每天吃多少油合适呢？每天的总量应控制在30克以下，也就是白瓷汤勺一平勺为10克，一天不超过3勺。

第三关——控制体重，多吃新鲜蔬菜和水果：高血压患者平时要多吃蔬菜和水果，以利于控制血压，这主要体现在以下四个方面：①肥胖是公认的导致高血压的危险因素，维持合理体重是防治高血压的基础。多吃蔬菜和水果，有助于减少热量超标的风险，避免肥胖；②多吃蔬菜和水果，并减少肥腻的动物性食品摄入，可防止油脂摄入过多，从而减少高脂血症的发生风险；③多吃蔬菜和水果，可增加水溶性维生素，特别是维生素C的摄入。维生素C具有抗氧化等多种功效，在维护心血管健康方面扮演着重要角色。高血压患者每日的维生素C摄入量应大于100毫克；④多吃蔬菜和水果，可增加膳食纤维，特别是可溶性膳食纤维，有助于降低餐后血糖和血脂，帮助肥胖的高血压患者降低体重。

以上四点，对控制血压、减少高血压并发

症具有非常重要的作用。

小贴士

## 不吃脂肪，物极必反

有的人听说吃油太多对身体不利，容易得各种各样的疾病，就坚决不吃任何含脂肪的食物。其实，脂肪在人体内起着非常重要的作用。可以产生每天生活所需要消耗的热量；促进脂溶性维生素的吸收利用；参加机体的生命代谢等等，是人体必不可少的重要成分。长期过少摄入也会发生营养不良甚至引发疾病。因此提倡每日应摄入适量的油脂，做到膳食平衡。

## 高血脂症的营养策略

李大爷胃口好、爱吃肉在全村是出了名的。他有几个出名的“口头禅”：“口壮身体好，肥肉不能少”；“吃饭吃肥油，保管能长寿”……可是近来，乡卫生所的一纸诊断书给李大爷泼了一盆冷水：冠心病、高脂血症（高胆固醇血症和高甘油三酯血症）、脂肪肝。李

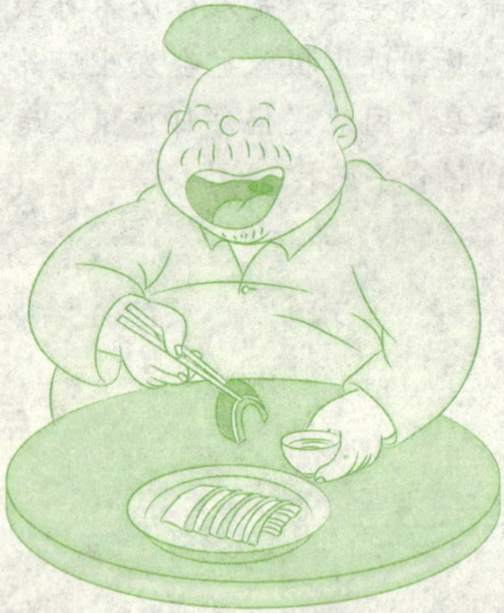

大爷摸摸自己溜圆的大肚子，捏捏腰部的一堆堆赘肉，看看桌上的一盘熘肥肠和一盘炒腰花，想起医生的“少吃肥肉”的告诫，不禁轻轻叹了口气。

李大爷这是怎么了？今后还能敞开吃肥肉吗？

李大爷因为长期多吃少动、多荤少素，最终导致肥胖和高脂血症的发生，并已被带上“冠心病”的帽子。对李大爷而言，马上改善自己的生活方式，控制饮食、适量运动已成当务之急。

## 何谓高脂血症？

所谓高脂血症，是指血浆胆固醇和/或甘油三酯浓度增高。高脂血症是脂蛋白紊乱的标志。其中包括：

- 高胆固醇血症：即仅有血胆固醇含量增高，而甘油三酯含量正常。
- 高甘油三酯血症：即仅有血甘油三酯含量增高，而胆固醇含量正常。
- 混合型高脂血症：即血胆固醇和甘油

三酯含量都增高。

李大爷得的显然是第三种——“混合型高脂血症”，这是冠状动脉粥样硬化性心脏病的最主要致病因素，会危及各个器官。高血脂患者在早期和轻度时几乎没有任何感觉，它的致病是一个非常缓慢的过程，常常是从青壮年，甚至幼儿时期就开始了，因为无明显不适的感觉，往往不能及时发现，但长期不治疗会引起心绞痛、心肌梗死、猝死、脑中风等疾病。同时，高血脂也会与脂肪肝、高血压、糖尿病等相互作用，使病情恶化，后果非常严重。

## 如何治疗高脂血症?

对高脂血症应该从药物治疗和非药物治疗两方面入手进行治疗。在合理用药的同时，李大爷需要马上进行的是控制饮食，减少肥腻食物的摄入。这里面包括五大要点：

**要点一** 控制体重：以达到和维持理想体重为宜。理想体重可采用“体重指数（BMI）”评价，即用实际体重除以身高的平方（注：体重的单位是“公斤”，身高的单位是

“米”）。若 BMI 介于 18.5～23.9 之间为合理，若达到或超过 24，则应通过饮食和运动降低体重至合理范围，并注意维持。

**饮食建议：** 以复合糖类替代简单糖类，即用淀粉、标准面粉、玉米、小米、燕麦等植物纤维较多的食物替代葡萄糖、果糖及蔗糖等。同时，根据自己的身体状况配合适当的运动，一般，以快走等有氧运动为首选。每周 3～5 次，每次 30～60 分钟，长期坚持。

**要点二** 限制食物胆固醇：每天总摄入量少于 200mg。胆固醇的来源包括内源性（肝脏生成）和外源性（食物摄入）两个途径。其中，前者为主要途径，约占 70% 的份额。但不应因此就忽视食物的作用，特别是对于高胆固醇血症患者，限制食物胆固醇总量是重要的。

**饮食建议：**鸡蛋隔日1个，或每日2个鸡蛋清。不吃高胆固醇食物，包括鱼籽、蟹黄、肥肉、虾头、鱿鱼、动物内脏等。同时，多吃些有降胆固醇作用的食物，如大豆及其制品、洋葱、大蒜、香菇、木耳等。这些食物中，有的还同时具有抗凝血作用，对预防血栓形成和冠心病也有好处。

要点三　限制膳食脂肪：每天膳食脂肪不超过50克。其中，膳食中的动物脂肪不超过25克，烹调油不超过25克。同时要避免来自人造食品的反式脂肪酸，少用人造黄油、奶油、起酥油制备的食物，如蛋糕、糕点类食物、巧克力派、等食品及咖啡伴侣。

**饮食建议：**禁用各类动物油，包括猪油、牛油、羊油等。禁用肥肉、动物内脏、人造黄油等。每日可食用植物油（豆油、玉米油、菜油等）20～25克。提倡进食橄榄油，但总量以不超过30克为宜。橄榄油可用作凉拌菜，也可热炒，但油温不宜超过190摄氏度。烹调方式以清炖、清蒸等为主。禁用油炸、油煎等。

要点四　适量摄入蛋白质：应选择富含优质蛋白质，但同时动物油脂和胆固醇不高的食物，如豆类制品、海产品等均是良好选择。

**饮食建议：**每日瘦肉2两，豆类制品1～2两。各种肉类中，以鱼肉为首选，推荐每周吃鱼2～3次，每次2～3两。其次为去皮的鸡肉和鸭肉，再次为瘦的猪肉、羊肉和牛肉等。

要点五　多吃新鲜的蔬菜水果：新鲜的蔬菜水果的降脂作用已经受到重视。对非糖尿病的高脂血症患者，大量进食新鲜的蔬菜水果是值得提倡的。

**饮食建议：**每日进食蔬菜 1～1.5 斤，新鲜水果 2～3 个。

对于李大爷和像李大爷一样的高脂血症患者们来说，应该充分了解哪些食物是适宜的，哪些食物是应禁用或少用的。

**适宜食物：**富含优质蛋白、低脂肪、低胆固醇食物，包括燕麦、玉米、荞麦、大豆、花生、洋葱、生姜、大蒜、甘薯、茄子、胡萝卜、芹菜、韭菜、菇类和食用菌、藻类、山楂、茶叶、橄榄油、茶油、无脂奶粉、鱼类、豆制品等。

**禁用/少用食物：**各类高能量、高胆固醇和高脂肪的食物，包括肥肉、动物内脏、蛋黄、松花蛋、贝壳类（如蚌、螺蛳等）和软体类（如鱿鱼、墨鱼、鱼子等）、浓肉汤、油炸食品、腌制食品、火腿、奶油类食品、人造黄油等。

小贴士

## 方便快餐真的是“饮食革命”吗

随着现代生活节奏的日趋加快，方便快餐得到最充分的发展，有人称之为一场新兴的“饮食革命”。方便快餐的种类有很多，如西式的炸鸡、热狗、中式的快餐盒饭等，还有每个人都可能吃过的方便面，以及各种软硬包装罐头等。由于工作或学习的繁忙，几乎每个家庭的一日三餐都有机会被方便快餐所包围。仔细分析一些方便快餐的成分就会发现其大都有一个特点就是高碳水化合物、高脂肪、高热能食物居多。这些食物能够提供很好的饱腹感和充足的热能，但是其他营养素的含量却很少，一日三餐并不能保证人体的各项需要。例如方便面几乎都是以油炸的形式生产，其主要成分为淀粉、油脂、部分植物蛋白质，虽然也配有各种汤料和调味料，但其中所含有维生素、微量元素、膳食纤维等已经微乎其微了。其他快餐盒饭及炸鸡汉堡等也以热能为主，搭配的副食很是有限。如果长期以快餐食物为主必将导致营养的不均衡。因此建议每日不要以方便快餐为主，同时注意主副食、蔬菜水果的合理搭配。

# 慢性肾脏病的营养策略

老黄近来像变了个人，脸色灰黄、没有力气、吃饭不香不说，浑身还散发着一股难闻的气味，家里人赶紧催促着老黄去了医院。从医院回来后，老黄的老伴就忙开了，从副食店买来了好几袋子淀粉（粉面子），从小卖部借来了小台秤，邻居们都很奇怪，不见领生病之人老黄去打针输液，这一家子围着灶台忙活啥？

原来，老黄被确诊患上了肾功能不全。医生解释说，由于老黄患高血压多年，血压一直没有得到良好控制，使得肾脏受到了损害，肾脏担负着排泄身体代谢废物的任务，当它的功能出现障碍时，身体里的各种废物越积越多，人自然会感到恶心、乏力、没有胃口，时间长了还不可避免地要进展成尿毒症呢。

为了保护受损的肾脏，避免病情过快进展，除了降压等必要的治疗，对于老黄来说，更需要他来身体力行的是改变饮食内容，控制食物中的盐分和蛋白质，为肾脏减负。

少吃些盐不是什么难事，可是说到控制食物中的蛋白质就不是那么简单的了。

让我们来看一看老黄的老伴在厨房里到底在忙活啥？

老黄的老伴在为他准备中午饭。

她先拿小台秤秤出100克淀粉，又往里混入50克的小麦粉，然后加热水和成面团，擀成薄面片上锅蒸着。然后她准备了半个鸡蛋大小的一小块瘦肉（约25克）切成细丝，圆白菜、黄瓜（各100克）和半根胡萝卜也切成丝，只见她拿起一个写满洋文的油瓶子向加热的炒锅中倒入2汤勺（约20克）高级油（橄榄油），先滑肉丝，再倒入切好的菜丝，之后从一个啤酒盖子里捏了一点儿盐，继续翻炒着。这时，蒸锅里的面片蒸好了，她麻利地取出面片，切成短短的细条，放到炒锅里一起焖着，闻起来还挺香。

这一大盘炒面片就是老黄的保肾午饭呀。

老黄的老伴告诉大家，老黄吃的这叫做低盐低蛋白饭。用淀粉来替代2/3的面粉，可以减少来自粮食的蛋白质（100克淀粉比100克面粉少含8克蛋白质），淀粉的特点是没有粘性，所以要用热水和面，且不能水煮。瘦肉里面含有丰富的蛋白质，需要限量吃，每餐只能给25克。用橄榄油炒菜虽说比一般的色拉油贵得多，但是能预防心血管病和高血脂，搭配着吃还是可以承受的。至于那一啤酒瓶盖的盐嘛，那正好是老黄一天所需的食盐量（3克），先盛出来，早、中、晚匀着使完，做到饮食低盐就有保证了。

听老黄的老伴这么一讲，大家方才明白。不过疑问接着产生了，难道老黄一直这么吃下去，就不会发生营养不良吗？

蛋白质一向被视为促进健康的好东西，然而蛋白质并不是多多益善。按照最低限量保证身体的基本需要不仅不会导致营养不良，对于患有肾脏疾病的老黄来说是最有利于健康的。人体每天需要的蛋白质为0.6克/千克体重，老黄的体重为70千克，那么他每天吃42克蛋白质就够了，平均一餐还不到15克，100克粮食+25克肉+半杯牛奶（100毫升）正合适。鱼、禽、肉、蛋、奶、豆和坚果都含有丰富的蛋白质，而实施低蛋白饮食时全需要加以限制。限制了蛋白质，来自食物的磷也就少了，有利于预防肾性骨病。

虽然这也要限，那也要限，但是老黄不应该饿肚子，必须吃饱饭才可以。粉条、粉丝、白薯、土豆、藕粉等各种淀粉类食品不含蛋白质，能为人体提供丰富的能量。蔬菜和水果仅含很少的蛋白质，又是天然的维生素丸，在尿量正常的情况下提倡肾病患者多吃新鲜果蔬。

慢性肾病病情多变，营养方面也要因人而异，学学老黄，看医生时多问几句，讨个适合自己的饮食方案吧。

小贴士

**补品越贵越好吗？**

近年来，凡是高档的餐厅、酒店，必然增加一些名为“大补”的食品，如熊掌燕窝、人参鱼翅、珍珠灵芝等，冠名为“宫廷密珍”，似乎只要是原料昂贵的食品就一定是补身之物。很多的保健品也其在原料中加入这些补品成分而作为提高价格的本钱。从营养角度来看这些所谓山珍海味，其营养价值并不比普通食物高多少。就拿燕窝来看，天然燕窝中含水分10.4%，蛋白质9.18%，脂肪微量，灰分8.7%，其营养成分的含量是很普通的，只是因为其采集困难、资源较少，才被称为稀世珍品，却并非好的营养补品。

此外，并非所有的人群都适合吃各种各样的补品。例如，人参是一种补中益气的补品，很多孕妇将人参、桂圆等补品当饭吃，希望让胎儿发育更好，却很容易出现兴奋激动、失眠、血压升高等不良反应，严重者还会出现神经、内分泌系统功能失调而影响胎儿生长，因此应根据个人需要适量选用，缺什么就补什么，缺多少就补多少，而不宜滥用补品。

# 老而无牙的营养补充

村西的老吴年轻时候可是个棒小伙子，牙好胃口也好，夏天嚼冰，冬天嗑核桃，不管生的还是硬的，没有他不敢吃的东西。自打60岁得了糖尿病，还不到10的时间，牙已经掉了大半，看上去老态龙钟不说，最让家里人发愁的是他的一日三餐。

喝粥成了老吴的家常便饭。去年秋天，顿顿靠粥充饥的老吴越来越瘦，整天没有精神，被家里人送到了医院。医生检查后发现老吴血糖特别高，身体消耗得很厉害，营养不良了。原来，糖尿病人不适合以粥作主食，特别是单纯的白米粥，升高血糖的作用特别强，被高血糖折磨的老吴自然而然出现了身体的消瘦，更加剧了牙齿的松动、脱落。

家里人赶紧向医生讨教，没有牙的糖尿病患者老吴到底应该怎么吃饭?

医生叫来了营养师小刘，介绍了老吴的病

情后，请刘营养师专门为没有牙的老吴开一个营养食谱。

还真别说，专业的营养师果然不一样。按照刘营养师的指点吃饭后，老吴精神也好了，体重也回升了，因为血糖控制得很不错，口腔科也答应给他装义齿了。那么，刘营养师到底给老吴支了什么招儿？

**第一招** 准备食物打碎机：牙齿没有了，膳食纤维的摄取最受限制。有研究表明，咀嚼能力下降后，很容易发生心脑血管意外，这与蔬菜水果、粗粮等膳食纤维、维生素、矿物质和微量元素的摄入不足很有关系。准备食物打碎机，既可以用生的果、蔬做蔬菜汁，也可以处理经过烹制的各种蔬菜。现在家里吃什么，老吴也可以吃到什么，打碎机成为老吴的一副新牙。

**第二招** 增加餐次，少食多餐：吴的食物以不需要咀嚼的流质、半流质为主，所含的营养毕竟比不上健康人吃的固体食物。比如，同样一碗的分量，汤面所含的能量就比米饭少了一半。为了让老吴获得足够的营养，就需要增加餐次，多吃几顿。按照刘营养师的建议，最好每天能吃 5～6 餐。这样做对于老吴的血糖控制也很有好处。

**第三招** 荤素搭配，粗细兼顾：老吴的食谱中粮食仍然占据主要地位。杂豆、杂粮（如燕麦片）含有丰富的蛋白质、维生素，比大米白面有营养，最好顿顿有，占到粮食总量的一半。一天的蔬菜量要达到300克，深绿、橙色、白色和紫色，五颜六色全都有才好。大豆可以被视为植物中的肉，豆腐、豆干和豆浆是我国的特色食品，营养好，易消化，还不会造成血脂、血糖的升高，最好每天吃一些。100克左右的鱼肉、禽肉和红肉（瘦的猪、牛、羊肉和猪肝）看似不多，平衡营养的作用可不小，有助于预防贫血。

**第四招** 买些营养补剂：科技进步带来了营养支持手段的变革。医院里有各种营养补剂，可以满足不同病人的需要。安素、能全力、瑞素、益力佳、佳膳、特膳、力衡等等，不论是糖尿病，还是手术前后，不能正常吃饭的患者有了非常丰富的选择。这些产品一般是粉剂，加温水冲调后就是营养全面的流食。没有牙的老吴买一些营养全面的医学营养品作为日常膳食的补充，不仅很方便，也能提供很好的营养保障，充分享受到现代科技带来的便利。刘营养师给老吴推荐的是益力佳粉剂，一天2~3次，每次3~6勺，用100（加3勺）~200（加6勺）毫升温水冲调后作为加餐慢慢饮用。

刘营养师就是用这样四个招数救了没有牙的老吴，现在可好了，装上义齿后，老吴真正度过了没有牙的艰难时期，吃饭不再成问题，身体一天比一天好！

小贴士

## 为胆固醇“鸣冤”

由于现代科普教育的开展，大多数人都知道高脂血症的危害，同时也带来对胆固醇的恐惧，认为它是百害而无一利的东西，看到蛋黄就视为洪水猛兽，宁可扔掉也不吃。其实这是一种偏见。过多的胆固醇确实对于身体有害，但是它同时也是人体必不可少的营养成分之一。

胆固醇是机体细胞膜的重要组成成分；

胆固醇是合成维生素D和有助于消化作用的胆酸的重要来源；胆固醇是体内合成肾上腺皮质激素的重要材料。血胆固醇不仅来源于食物，其大部分由人体自己合成，因此即使过分限制胆固醇，也只能部分地降低血胆固醇水平。除了动物胆固醇外，植物中也含有固醇类，被称为豆固醇和谷固醇，有降低血胆固醇的作用。它们在肠道内被吸收得不多。

因此，限制食物胆固醇应视健康情况而定。如果并发高胆固醇血症（血胆固醇 > 250mg/dl 或 6.6mmol/L），或者高密度脂蛋白（HDL）较低、低密度脂蛋白（LDL）较高，则应进行适当限制。普通限制胆固醇只要少吃含胆固醇太高的食品，如动物内脏（特别是猪牛羊的脑、肝）、鱼子、蛋黄等就可以了。每周吃3个蛋黄是允许的。

# “有钱难买老来瘦”吗?

常常看到有些老人在聊天时自豪地说:“我这半年又瘦了5斤，有钱难买老来瘦吗!”这种说法对于老年人的保健是不利的。

首先，老年人处在一个衰老的过程，体内蛋白质以分解代谢占据优势，合成代谢逐渐减慢，因此经常有老年人出现营养不良，更有人极少摄入肉蛋奶类食品而代之以纯素食，并以“素食长寿”来自我安慰，但经常会因血液中氨基酸浓度降低，血红蛋白合成减少，而出现贫血现象，使身体的免疫防御力降低而容易被外界病毒所侵害，经常感冒、发热。同时老年人消化功能减退，肝肾功能降低，因此补充蛋白质时应注意适量，一般每日应保证摄入60~80克。同时应使优质蛋白质的量占总量的50%左右。优质蛋白质大多存在于瘦肉、禽蛋、奶制品和豆制品中。

还有，老年人常因缺钙而引起骨质疏松，

常出现骨折的现象，给生活带来极大的不便。骨质疏松症偏爱那些瘦弱的老人，其发病率要高于正常体重的老人。所以饮食中应增加一定的热能，同时补充钙和维生素D，以保证骨骼的强健。多数医学家建议老年人每日饮1～2袋奶（最好是脱脂奶），同时食入豆制品、蔬菜、水果，以获得每日必须的1000～1500毫克钙量。而且老年人应保证每日1小时的户外活动，因为阳光是维生素D产生的最好来源。

总之，保证合理的营养才是老年人的保健之本，既不能过多，也绝不能营养不良。

## 冬季进补需谨慎

老李年近70岁，子孙满堂，家庭和睦，而且对他非常孝顺。平时老李身体健康，每日坚持锻炼。天气渐冷了，子孙们为了老人的身体健康，买来了各种各样的冬季补品，使老李目不暇接。谁知吃了人参、枸杞、冬虫夏草等补品的老李，在今年冬季反倒是反复感冒、咳嗽，经常出现便秘，还犯了一回痔疮，痛苦不堪。子孙们都非常奇怪，为什么吃了补品身体反倒不如原来呢？

的确，冬季是封藏季节，最适合饮食的调理与进补。传统医学认为，冬令进补可平衡阴阳，调和气血。因此，各个人群，尤其是儿童和老年人均可选用有滋补作用的食品。可是随着人民生活水平的提高和保健品市场的繁荣，进补往往容易矫枉过正，进食过多高热量的食品而导致胃肺火盛，表现为上呼吸道、扁桃腺、口腔粘膜炎症枉便秘、痔疮等，也会给生活带来不利。因此进补的时候尤其要注意是否符合进补的条件，虚则补，不虚则正常饮食就可以了。同时应当分清补品的性能和适用范围，不能胡乱食用。还应再吃些性冷的食物，如萝卜、松花蛋等。最好先作引补，即底补，如用芡实、红枣、花生加红糖炖服，或服生姜羊肉大枣汤，以调整好脾胃功能。引补后再吃滋补品，不但可以增加滋补效力，而且不会发生虚不受补的弊端。瘦肉类、人参、蜂王浆、莲子、桂圆等对身体都有好处，虚弱者食之有扶正祛邪的功效。

根据国外最新医学研究指出，人怕冷与体内缺乏矿物质有关。所以除了注意增加热能的摄取以外，还要注意补充矿物质。一般来说，吃适量的豆制品及肉、蛋、乳等即可满足人体对钾、钠、铁、锌等元素的需求。此外，怕冷的人还可补充些根茎类蔬菜，如胡萝卜、莲藕、山药、薯类、莴笋等，不但含热量较高，还含丰富的矿物质。同时由于冬季日光相对减少，很容易出现老年性骨质疏松。因此冬季进补也不能忘记补钙。豆制品、牛奶、花生、虾皮、海带等食品含钙丰富，需经常食用。大白菜、小白菜、萝卜、雪里红等含钙量也较高，同时还有丰富的维生素C更是佳品。

因此，冬季进补应量力而行，缺什么就补什么，千万不要超量进补。

# 结 束 语

整本书都已经接近完成了，才发现想所说的话实在太多了，整个合理营养绝非一本小书就能囊括的。随着我国社会建设的飞速发展，人民生活水平日益提高。但是富裕的生活并不能保证身体的健康，相反由于膳食结构的变化、不良的生活习惯、现代工作的激烈竞争，社会上涌现出愈来愈多的所谓“富贵病”，如糖尿病、高脂血症、高血压、冠心病等等，给人民生活带来极大的危害。本着预防为主的原则，中国营养学会于1997年4月重新制定了中国居民膳食指南，提出以下原则：

- 食物多样化，谷类为主。
- 多吃蔬菜、水果、薯类。
- 每天吃奶类、豆类及制品。
- 经常吃鱼、禽、蛋、瘦肉，少吃肥肉和荤油。
- 食量与体力活动相适应，保持适宜体重。
- 吃清淡少盐的膳食。
- 饮酒应适量。
- 吃清洁卫生、不变质的食物。

从以上的原则可以看出，单纯大鱼大肉、山珍海味的生活并非健康的膳食，只有合理的营养膳食才是真正的养生之道。这就一定要求营养平衡膳食。营养平衡膳食是一种科学的、合理的膳食，这种膳食所提供的热能和各种营养素不仅要全面，而且膳食的供给与人体的需要之间须能取得平衡，既不欠缺也不过剩；同时各种营养素之间能够保持合适的比例，相互配合而不失调；并能照顾到不同年龄、性别、生理状态及特殊条件下的情况，使供与需之间均能达到营养平衡。因此它是一种利于生长发育、维护身体健康并且防病治病的合理适当的膳食。仅仅依靠饮食不能使您健康，但建立在营养平衡膳食基础上的良好饮食习惯，必能使您能维持甚至促进健康。

希望本书介绍的一些小知识，能够帮助您建立良好的饮食习惯，真正达到改善健康的作用。要知道，营养绝非朝夕之功，而是需要一年、十年，甚至一生的努力才能获得。

附表：

## 十大不健康食物

❀ 油炸类食品：导致心血管疾病元凶（油炸淀粉），并易含致癌物质，烹调过程中破坏维生素，并使蛋白质变性。

❀ 腌制类食品：导致高血压，肾负担过重，还容易导致鼻咽癌；影响消化道粘膜系统（对肠胃有害），易得溃疡和胃肠道炎症。

❀ 加工类肉食品（肉干、肉松、香肠等）：含三大致癌物质之一——亚硝酸盐（防腐和显色作用），同时含大量防腐剂（加重肝脏负担等）。

❀ 饼干类食品（不含低温烘烤和全麦饼干）：含食用香精和色素过多（对肝脏功能造成负担），严重破坏维生素，单纯热量过多、营养成分低。

❀ 汽水、可乐类食品：含磷酸、碳酸，会带走体内大量的钙，含糖量过高，喝后有饱胀感，影响正餐进食。

❀ 方便类食品（主要指方便面和膨化食品）：盐分过高，含防腐剂、香精（损害肝功能），只有高热量，没有更多的营养。

❀ 罐头类食品（包括鱼肉类和水果类）：破坏了维生素，使蛋白质变性，热量过多，营养成分低。

❀ 话梅蜜饯类食品（果脯）：含三大致癌物质之一亚硝酸盐（防腐和显色作用），盐分过高，含防腐剂、香精。

❀ 冷冻甜品类食品（冰淇淋、冰棒和各种雪糕）：含奶油极易引起肥胖，含糖量过高影响正餐

❀ 烧烤类食品：含大量“3，4 苯并吡”（三大致癌物质之首），1 只烤鸡腿 = 60 支烟毒性。

# 美国《时代》杂志推荐的21世纪10大营养食品

✽ 番茄（西红柿）　（富含丰富的维生素C，是防癌抗癌的首选果蔬之一。如果喝番茄汁时同时吃大豆、谷类、绿色蔬菜、小麦胚芽等富含维生素E的食物，效果可能更佳。

✽ 菠菜　含有丰富的铁质，能够预防心血管疾病。

✽ 花生、杏仁等坚果　预防冠心病的发生（但是应注意花生、杏仁摄入都要适量，不要过度，否则容易发胖，就得不偿失了）。

✽ 西兰花　能够起到预防乳腺癌、胃癌、直肠癌的作用。

✽ 燕麦　富含可溶性与不溶性两种膳食纤维，可以减肥、降血压、降低胆固醇。

✽ 鲑鱼　鱼肉中含丰富氨基酸，磷、硒、钙等矿物质，能够防止大脑老化，预防老年痴呆症的发生。注意：每周应食用2～3次鱼类或其他水产品。

✿ 蓝莓　能够降低高胆固醇血症，保护心脏。

✿ 大蒜　增强免疫力，疏通血管、降低胆固醇、预防心脏病发生。

✿ 绿茶　降低患胃癌、肝癌、食管癌、心脏病的几率。但是应注意冠心病患者不宜饮浓茶。

✿ 红酒　有强大的抗氧化作用，预防生活习惯病的发生。